老年常见病防治手册

# 糖 尿 病

潘从清　常宝成　主编

华龄出版社

责任编辑：林欣雨

封面设计：魔弹文化

责任印制：李未圻

**图书在版编目（CIP）数据**

糖尿病/潘从清，常宝成主编. —北京：华龄出

版社，2012.8

　　ISBN 978-7-5169-0185-4

　　Ⅰ.①糖… Ⅱ.①潘…②常… Ⅲ.①糖尿病—防治

Ⅳ.①R587.1

中国版本图书馆 CIP 数据核字（2012）第 200803 号

| 书　　名：糖尿病 |
| 作　　者：潘从清　常宝成　主编 |
| 出版发行：华龄出版社 |
| 印　　刷：三河科达彩色印装有限公司 |
| 版　　次：2012 年 8 月第 1 版　2012 年 8 月第 1 次印刷 |
| 开　　本：720×1020　1/16　印　　张：11 |
| 字　　数：120 千字　印　　数：1～3 000 册 |
| 定　　价：20.00 元 |

地　　址：北京西城区鼓楼西大街 41 号　邮编：100009

电　　话：84044445（发行部）　传真：84039173

# 《老年常见病防治手册》编委会

主　编　吴咸中

编　委（以姓氏笔画为序）

王兴民　王　洁　王存选　白人骁　吕文光

刘恩顺　朴　哲　孙增涛　朱思伟　李维廉

李方儒　李永健　张志宏　张　虹　金银龄

赵　凯　党　群　唐艳萍　徐　勇　徐　玲

常宝成　常　柏　龚　瑾　潘从清

编写人员（以姓氏笔画为序）

丁　莎　马宝杰　牛　薇　牛秀伟　王　超

王存选　王　辉　王凤玮　付　敏　吕文光

刘恩顺　刘继威　刘冉录　刘美玉　刘　佳

牟广韬　朴　哲　乔宝民　孙增涛　孙文强

朱思伟　陈　明　李维廉　李方儒　李永健

李树颖　李小娟　李继海　李瓦里　李　健

杨俊华　杨菊红　杨　阔　张志宏　张　虹

张　萍　张世姝　金　喆　金　彦　庞　雁

单春艳　封继宏　郝　剑　姚　嫱　赵　凯

赵永捷　党　群　郭庆捷　郭思佳　郭晓荣

高　陆　高　晟　顾芳芳　贾　宁　秦玉坤

唐艳萍　徐　勇　徐　玲　崔莉红　曹振华

常宝成　常　柏　龚　瑾　董　阳　韩秀江

窦　钊　蒿俊行　廉　富　蔺　宇　潘从清

魏葆琳

编　务　高颖　邢成思

**主编** 潘从清　常宝成

**编委** 常　柏　单春艳　李树颖　杨菊红

　　　孙文强　刘　倩　金　彦

# 序

随着社会的进步、经济和医学的发展，人的预期寿命不断提高，我国已经进入老龄化社会，据相关部门统计，我国 60 岁及以上老年人已达 1.7765 亿，占总人口的 13.26%。老年人是许多疾病的高发人群，对医药保健知识需求较高，老年病的防治问题日益突出。为此我们编写了这套丛书。

本丛书共包括 10 个分册，各个分册都由本学科知名专家担任主编，他（她）们都曾参与《实用老年中西医结合治疗学》的编著工作，其学识水平、临床经验和文字水平都为丛书的编写奠定了坚实基础。为了让没有医学背景的老年朋友也能顺利地理解和运用常见老年病的防治知识，各个分册都采取问答形式，尽量浅显而详细地介绍不同疾病的基础知识、致病原因、临床表现、诊断要点、实用中西医疗法及相关心理、饮食、运动等预防方法，以便让广大读者看得懂、用得上、有实效。有条件的读者还可在阅读本丛书的基础上，参阅相关书籍，以拓展知识、加深理解。大家既做健康教育的受益者，又做健康教育的推广者，利己利人，善莫大焉。

老年人的幸福安康是社会文明和谐的重要标志。我国历来有尊老敬老的优良传统。"老吾老以及人之老"曾做为世界大同的一个重要标志，祝老人"寿比南山不老松"更是人人皆知的美好祈愿。我相信这套丛书的作者们一定能秉承仁者之心，传播济世仁术，为促进老年健康幸福发挥聪明才智，做出精诚贡献。

老年人是社会的宝贵财富，健康是老年人"老有所为，老有所乐"的基本条件。科学养生，无病早防，有病早治，是保持健康、延缓衰老的基本途径。就我个人体会而言，保持心态平和愉悦，维持健康规律的生活习惯，是我们老年人最应该注意而且能够做到的事情，于健康有大益，于家庭有大益，于社会有大益。在此，我衷心希望广大读者，特别是老年朋友，能通过阅读本书广博知识，开阔胸襟，因人制宜，学以致用，美意延年，尽登寿域。

因时间仓促，本丛书还会有一些不尽如人意之处，恳请读者和同道不吝指正。

吴咸中

2011.12

# 前　言

　　随着经济的高速发展和工业化进程的加速，人类健康面临非传染性疾病的威胁正日益增加，糖尿病患病率急剧上升。根据国际糖尿病联盟统计，目前，全球糖尿病患者已达 2.85 亿，按目前的增长速度，到 2030 年全球将有近 5 亿人患糖尿病。糖尿病已不仅仅是发达国家的"富贵病"，包括中国在内的发展中国家也已成为糖尿病的重灾区。

　　中国是世界上人口最多的国家，糖尿病患者人数占全球糖尿病患者总数的 1/3。短期内造成我国糖尿病患病率激增的原因很多，如城市化、生活方式改变、肥胖及超重比例增加等，另外一个不容忽视的原因是中国人口的老龄化。中国 60 岁以上老年人的比例逐年增加，老年人糖尿病比 20～30 岁人的患病率高 10 倍。更为严重的是，我国 60.7％的糖尿病患者未被诊断而无法及早进行有效的治疗。因此，加强对于 2 型糖尿病、特别是老年 2 型糖尿病的防治具有重要意义。

　　在糖尿病患病率急剧增加的背景下，糖尿病的各种慢性并发症已成为威胁人类健康的主要杀手：糖尿病肾病已成为国内外导致终末期肾衰竭的最主要病因，糖尿病视网膜病变已成为失明的最主要病因，而糖尿病足也已成为截肢患者的最主要病因。因此，如何有效防治糖尿病及其各种慢性并发症迫在眉睫！

　　糖尿病教育和糖尿病患者的自我监测是糖尿病治疗中非常重要的两个方面。"通过教育、研究和医疗来预防、治疗乃至根除糖尿病"是我国政府及医疗机构孜孜努力的目标。近年来，通过开展各种不同形式的教育活动，使得广大患者对糖尿病的相关知识有了更多的了解，但不能否认的是，在糖尿病及其并发症的防治上仍有很多误区。

为了进一步普及相关知识，我们组织了长期从事糖尿病临床工作的专家、医生编写了这本科普读物。该书围绕糖尿病及其并发症的防治，分别对糖尿病的基础知识、早期诊断、糖尿病的自我监测、糖尿病患者如何科学合理地饮食、运动及药物治疗以及糖尿病最新治疗进展等患者普遍关心的问题进行了阐述，以期能对糖尿病的科普教育工作尽一份绵薄之力。

编者

2012.5

# 目　　录

## 什么是糖类?

糖类是人体必需的三大营养物质之一，又叫碳水化合物，包括蔗糖、葡萄糖、果糖、半乳糖、乳糖、麦芽糖、淀粉等。在这些糖中，除了葡萄糖、果糖和半乳糖能被人体直接吸收，其余的糖都要在体内转化为葡萄糖后才能被吸收利用。糖类的主要作用是提供热能。碳水化合物的主要食物来源有蔗糖、谷物（如水稻、小麦、玉米等）、水果（如西瓜、香蕉、葡萄等）、蔬菜（如胡萝卜等）。

## 什么是血糖，人体的血糖是怎样调节的?

血液中的糖分称为血糖，绝大多数情况下都是葡萄糖。因体内各组织细胞所需的能量大部分来自葡萄糖，所以，血糖必须保持一定的水平才能维持体内各器官和组织的需要。正常人空腹血糖浓度为 $3.9 \sim 6.0$mmol/L。空腹血糖浓度超过 $6.0$mmol/L 称为高血糖。血糖浓度低于 $3.9$mmol/L 称为低血糖。

糖分是我们身体必不可少的营养素之一。人们摄入谷物、蔬果经过消化系统消化转化为单糖（如葡萄糖等）进入血液，运送到全身细胞，作为能量的来源。如果一时消耗不了，则转化为糖原储存在肝脏和肌肉中，但细胞所能储存的肝糖原是有限的，如果摄入的糖过多，多余的糖即转变为脂肪。当食物消化完毕后，储存的糖原即成为糖的正常来源，维持血糖的正常浓度。在剧烈运动时或者长时间没有补充食物情况时，肝糖原也会消耗完，此时细胞将分解脂肪来供应能量。必要时人体将分泌激素，把人体的某些蛋白质转化为糖，以维持生存。

人体的血糖是由一对矛盾的激素调节的，当血糖低的时候，胰岛的 α 细胞会分泌胰高血糖素，导致血糖上升；当感受到血液中的血糖过高的时候胰岛的 β 细胞会分泌胰岛素，促进血糖变成肝糖原储备或者促进血糖进入组织细胞。

一般来说，凌晨三四点钟血糖处于最低点，一般餐前血糖偏低，餐后血糖偏高。但正常人无论空腹还是饭后，血糖都保持在一定的范围。每餐后半个小时到 1 小时之间的血糖值往往最高，但一般在 10mmol/L 以下，等餐后 2 小时后，血糖又应降至 7.8mmol/L 以下。

## 什么是胰岛？

胰腺是位于胃的内侧分泌用于消化脂肪的胰液的脏器，胰腺中的组织除了用于分泌胰液的部分以外，还分布有分泌几种激素的组织，这些组织被称为胰岛。胰岛是胰的内分泌部分，胰岛能分泌升糖激素－胰高血糖素和重要的降糖激素－胰岛素，胰岛损伤了，就会导致胰岛素分泌不足，从而引起糖尿病。

## 什么是胰岛素？

胰岛素是由胰岛 β 细胞受内源性或外源性物质如葡萄糖、乳糖、核糖、精氨酸、胰高糖素等的刺激而分泌的一种蛋白质激素。胰岛素是机体内唯一降低血糖的激素，同时促进糖原、脂肪、蛋白质合成。外源性胰岛素主要用于糖尿病治疗。胰岛素分泌不足会导致血糖升高，引起糖尿病。胰岛素分泌不足的时候，可以补充外源性胰岛素来代替内源性胰岛素发挥降血糖的作用。

## 什么是 C-肽？

C-肽是胰岛细胞的分泌物，它和胰岛素的来源相同，也就是说胰岛细胞每分泌一个胰岛素，就会同步的分泌一个 C-肽。而且 C-肽不会被肝脏破坏，所以，测血中 C-肽水平能比较客观准确地反映胰岛细胞的功能。尤其对于打胰岛素的病人，测血胰岛素已经不能准确反映胰岛功能，而 C-肽却能客观地反映胰岛细胞的功能。

## 什么是胰岛素受体？

胰岛素必须与胰岛素受体结合才能发挥降低血糖的作用，胰岛素受体就是与胰岛素结合的物质。胰岛素受体与胰岛素结合的能力和胰岛素受体的数量正常是胰岛素发挥降糖作用的先决条件，如果胰岛素受体数量减少，或与胰岛素结合的能力下降，都会引起血糖的升高。

## 为什么说糖化血红蛋白是诊断糖尿病的重要指标？

人体血液中红细胞内的血红蛋白与血糖结合的产物是糖化血红蛋白，血糖和血红蛋白的结合生成糖化血红蛋白是不可逆反应，并与血糖浓度成正比，且保持 120 天左右，可以观测到 120 天之前的血糖浓度。相比波动的血糖，糖化血红蛋白的值更加稳定。因此，国际糖尿病联盟推出了新版的糖尿病防治指南，明确规定糖化血红蛋白是糖尿病监控"金标准"。如果空腹血糖或餐后血糖控制不好，糖化血红蛋白就不可能达标。

## 什么是肾糖阈？

尿中开始出现葡萄糖时最低血糖浓度，称为肾糖阈。正常人的尿中只有极微量葡萄糖，一般方法检查不出，所以正常人尿糖检测是阴性的。当血中的葡萄糖浓度超过 $8.96 \sim 10.08$mmol/L（$1.6 \sim 1.8$g/L 也可表示为 $160 \sim 180$mg/dL）时，葡萄糖就会随尿排出而出现糖尿。尿中开始出现葡萄糖时的最低血糖浓度，称为肾糖阈。当血糖浓度超过肾糖阈时，就开始出现尿糖。

## 什么是糖尿病？

糖尿病系一组由于胰岛素分泌缺陷及（或）其生物学作用障碍引起的以高血糖为特征的代谢性疾病。慢性高血糖常导致各种脏器尤其是心血管、肾、眼及神经的长期损害、功能不全和衰竭。严重病例或应激时可发生酮症酸中毒、高渗性昏迷、乳酸性酸中毒而威胁生命。常易并发皮肤化脓性感染、尿路感染、肺结核等。

糖尿病属中医学的"消渴"病范畴。由于素体禀赋不足、情志失调、饮食不节、六淫侵袭、劳欲过度等所造成五脏柔弱而致。病理变化主要是阴虚为本，燥热为标。临床表现以多饮、多食、多尿、消瘦或尿有甜味为特征。

## 为什么说糖尿病是"甜蜜的杀手"？

糖尿病是一种严重危害人类健康的常见慢性疾病，主要表现为高血糖，常伴有脂肪和蛋白质代谢障碍。糖尿病的危害主要不在疾病本身，而在于急慢性并发症，并发症是糖尿病致死、致残的重要原因。

糖尿病与肥胖、高血压、高血脂构成影响健康长寿的四大危险因素，糖尿病也成为仅次于心脑血管疾病、癌症的第三位死亡性疾病。

糖尿病急性并发症有糖尿病酮症酸中毒、高血糖性非酮症高渗性昏迷、乳酸中毒、低血糖昏迷，这些都是由于诊断不及时或者治疗不当所致，如果抢救不及时多有生命危险。

糖尿病治疗不当使血糖长期处于高水平状态，逐渐引起人体所有器官的损害，产生各种慢性并发症，如失明（主要是视网膜病变所致）；蛋白尿、尿毒症（糖尿病肾病）；四肢酸痛、感觉障碍、阳痿、排尿困难、上腹胀痛、反酸恶心、呕吐、腹泻与便秘交替（糖尿病神经病变）；下肢坏疽（糖尿病足），容易发生高血压、冠心病、脑卒中（糖尿病心血管病）；易合并有皮肤、骨、关节、牙周病变，也容易发生白内障、青光眼等；还可以因为抵抗力下降而容易合并肺结核和泌尿系感染等多种感染。

糖尿病对人体有很大的危害，而且这种危害是在不知不觉中发生的，每年都会有糖尿病患者因为对糖尿病无知而付出沉重代价。糖尿病一旦发生并发症，不仅预后严重，而且还造成社会、家庭沉重的经济负担。

## 哪些人容易患糖尿病？

我们把容易得糖尿病但血糖目前还正常的人群称为糖尿病高危人群。以下因素容易诱发糖尿病：

**有糖尿病家族史的人**

父母、子女或兄弟姐妹中有患糖尿病者，即为有糖尿病家族史。2 型糖尿病的患者 1/3 的后代将表现为糖尿病或糖耐量异常；双亲患有 2 型糖尿病，估计其后代 60 岁时糖尿病发生率约为 50%，另有 12% 伴糖耐量减低；母亲患糖尿病的遗传倾向高于父亲；有糖尿病的父母所生子女，糖尿病的发生年龄早于无糖尿病的父母所生子女。

### 肥 胖

2 型糖尿病发生的危险性与肥胖呈正相关，肥胖的病程越长，程度越重，患糖尿病的危险就越高，尤其是腹型肥胖（男性腰围≥90cm，女性腰围≥80cm）患 2 型糖尿病的危险性更大。肥胖造成胰岛素抵抗，而胰岛素抵抗容易造成胰岛素过多地分泌，胰岛素过多分泌不可能持续很长时间，胰岛细胞最后会不堪重负而发生功能衰竭，引发糖尿病。

### 年龄 40 岁以上

年龄 40 岁以上患糖尿病的几率增大。到了这个年龄段就应该每年检查尿糖、糖耐量、血糖、血脂、血压等，这对糖尿病的早期发现很重要。

### 空腹血糖高于 5.6mmol/L

糖耐量异常　空腹血糖在 6.1～6.9mmol/L 或餐后 2 小时血糖在 7.8～11.0mmol/L 为糖耐量异常，我国 20 岁以上者有 5% 以上的人糖耐量异常。如果不及时进行干预，调整生活方式，糖耐量异常者会以每年 10% 的速度转变成 2 型糖尿病，并容易引发心脑血管疾病。

### 代谢综合征

是以引起多种物质（糖、脂肪、蛋白质）代谢异常为基础的疾病。包括高体重、高血压、高血糖、高血脂、高尿酸、高血黏、高胰岛素血症、微量白蛋白尿、脂肪肝九项。如果具备其中的三项或三项以上，即是代谢综合征。即使血糖不高，也是糖尿病的高危人群。

**体力活动不足或者有高热量饮食习惯的人**

摄入高热量及结构不合理的膳食及体力活动不足，易导致肥胖及降低胰岛素敏感性，可促进糖尿病的发生。

**出生时体重小于 5 斤者**

胰岛发育有问题，患代谢综合征、糖尿病、冠心病、高血压的概率高。

有这些情况的人要定期查血糖、尿糖，并应及时采取措施。相对于难治愈和危害巨大的糖尿病来说，只要建立良好的生活习惯，加强保健意识，预防糖尿病的发生是完全可能的。

## 哪些疾病可能引发糖尿病？

继发性糖尿病是指那些由于其他疾病造成的糖尿病。引起继发性糖尿病的原因主要包括以下几种：

**胰腺疾病**

胰岛素是胰腺中的胰岛分泌的，胰腺发炎或切除会严重影响胰岛素的产生或分泌，进而造成糖尿病，比如急性或慢性胰腺炎、胰腺癌导致胰腺切除或者其他疾病造成胰腺破坏等情况。

**其他内分泌疾病**

糖尿病是一种内分泌疾病，除了糖尿病，还有不少内分泌疾病可能使人体胰岛素分泌受到影响，或者使人体对胰岛素的需求增加而导致糖尿病，比如肢端肥大症、库欣综合征，或者嗜铬细胞瘤，或者胰岛胰升糖素瘤，或者甲状腺功能亢进，都可能引起糖尿病。

**药物性糖尿病**

病人因为吃一些可能影响血糖的药物而造成糖尿病。如肾上腺皮质激素，平常被称为激素的可的松、泼尼松、地塞米松，均可引起糖尿病发生。另外，有些避孕药和利尿剂，也可能诱发糖尿病。

### 为什么我国糖尿病患者会急剧增加？

为什么现在越来越多的人患糖尿病？根据流行病学调查，在全球范围内，糖尿病的发病率呈高速增长态势。现在我国糖尿病患者越来越多，特别是 2 型糖尿病，引起我国糖尿病患者急剧增加的原因如下：

**生活水平提高**

随着经济的高速发展，人们的饮食结构发生了很大变化，餐餐精米白面，顿顿大鱼大肉，肉蛋奶吃得过多，粗粮、蔬菜吃得太少，高热量、高脂肪、高蛋白给糖尿病的产生提供了物质条件。

**遗传因素**

糖尿病属于多基因显性遗传性疾病，常呈现出家族聚集性，特别是母系遗传性更强，我国人种属于易发病人种。欧美等国家白种人糖尿病的患病率为 3‰～10‰，而生活在这些地区的印度及中国移民的患病率可达 15‰～20‰。需要指出的是，糖尿病的遗传主要是一种易患倾向，至于是否发病或何时发病，与生活方式等环境因素有很大关系。

**保健意识增强**

随着社会的进步，经济收入的增加和保健意识的增强，使人们对糖尿病的警惕性也提高了，如没有自觉症状进行血糖检查，因而糖尿病在体检被发现者明显增加。同时，人们对自身健康越来越关注，每年一次的健康体检越来越流行。疾病的检测手段也提高了，对于糖尿病，只要一滴血就可以诊断，这就使超过一半没有症状的糖尿病患者也被发现了。

**不健康生活方式**

现在我国居民自我保健意识和保健知识还相对缺乏，当工作与健康发生矛盾，当情绪与健康发生矛盾，当"享受"与健康发生矛盾，选择工作、选择"享受"，抛弃健康者大有人在。所以，由于对糖尿病知识及其严重并发症的不了解，乱吃滥喝，营养过剩，通宵熬夜，烟酒无度，长期处于紧张焦虑状态之中，缺乏体育锻炼，以车代步，这些因素必导致越来越多的糖尿病患者。

**肥胖因素**

现代医学研究表明，肥胖与糖尿病有很大关系。肥胖者体内的脂肪总量增加，而脂肪细胞表面的胰岛素受体数目减少，使之对胰岛素的敏感性降低，最终发生糖尿病。据调查，有60％～80％的成年糖尿病患者都属于肥胖体型。

**平均寿命延长**

随着年龄的老化，胰岛分泌功能逐渐衰退，因此，老年人是糖尿病的高发人群。解放前，我国人均寿命为30多岁，而目前人均寿命已达到70岁，其中60岁和65岁以上的人口分别超过了10％和7％。人口老龄化是我国糖尿病患者剧增的另一个重要原因。

**不可根治**

糖尿病目前还是一个可防可控而不能根治的疾病。这就导致旧病人未去，新发病人又不断涌现。

综上所述，我们要想保持健康，不罹患糖尿病就要控制那些可以改变的影响糖尿病的高危因素。经济的发展不是患病的必然，而是缺乏健康生活观念，不合理、不科学的生活模式在作祟。所以，增长健康知识，科学合理地安排生活是我们预防糖尿病的重要着眼点。

## 老年糖尿病的发病情况如何？

老年人是慢性非传染性疾病的主要人群，更是糖尿病的生力军。随着经济、科技的不断发展，生活水平的日益改善，老年糖尿病患者逐年增加。老年糖尿病特指 60 岁之后得病或者以前的糖尿病延续到 60 岁之后的老年患者。糖尿病的发病率随年龄的增长而升高，可以说糖尿病非常"偏爱"老年人。据统计，老年糖尿病发病率有逐年增长的势头，约占整个糖尿病患者群 40％以上，其中约一半未被诊断，20％的为糖耐量减低。平均每增加 10 岁，患病率上升 10％，严重影响老年人的生活质量。老年人患糖尿病的人数居多，原因如下：

1. 人口平均寿命越来越长，60 岁以上的年龄组中糖尿病患病率最高；

2. 治疗糖尿病的方法不断进步，成年发病延续至老年者日益增多；

3. 生活水平的不断改善，体力活动日趋减少，均可促使潜在的糖尿病发病；

4. 糖尿病知识的普及，检查方法日益简便、准确可靠，故在老年人中检查出糖尿病的机会也增多。

## 糖尿病分几型？

目前医学上把糖尿病分为四大类，即 1 型糖尿病、2 型糖尿病、特殊类型糖尿病及妊娠糖尿病，其中 80％以上糖尿病属 2 型糖尿病。

1 型糖尿病是由于胰岛 β 细胞自身免疫性破坏导致胰岛素绝对缺乏。

2型糖尿病包括胰岛素抵抗（IR）为主伴胰岛素分泌不足和胰岛素分泌缺陷为主伴 IR 两种情况。

妊娠糖尿病（GDM）指在妊娠过程中初次发现的任何程度的糖耐量异常，不包括妊娠前已知的糖尿病者。后者应称为糖尿病合并妊娠。

其他特殊类型糖尿病较以上糖尿病较少见，包括胰腺疾病、药物或化学物质作用、激素作用、某些内分泌疾病、感染等导致的糖尿病。

### 1型糖尿病和2型糖尿病有什么区别？

1型糖尿病是指由于胰岛 β 细胞破坏导致胰岛素绝对缺乏所引起的糖尿病，一般发病早，多在 25 岁以前的青少年期起病，少数可在 25 岁以后的任何年龄起病。初发时甚至有酮症酸中毒，需终生胰岛素治疗。

2型糖尿病是指从胰岛素抵抗为主伴胰岛素相对不足到胰岛素分泌不足为主伴胰岛素抵抗所致的，除外其他原因的糖尿病。因而2型糖尿病存在明显的异质性，多发生在 40 岁以上成年人和老年人，近年来有发病年轻化倾向。患者多肥胖，起病较缓慢，病情较轻，不少病人可长期无代谢紊乱症状，有些是在体检或出现并发症时才被诊断为糖尿病。

### 什么是葡萄糖耐量减退？

正常人空腹血糖为 3.5～5.5mmol/L，如果空腹血糖虽高于正常，但小于 7.0mmol/L，还不能诊断为糖尿病，此时应做糖耐量试验。如糖耐量试验 2 小时血糖介于 7.8～11mmol/L，表明机体处理糖耐量能力减低。也称为糖耐量低减。因此，糖耐量低减是糖尿病前奏曲。也就是说，从一个正常人发展到糖尿病必然要经过糖耐量低减这个阶段，为"糖尿病前期"。糖耐量减低（IGT）不认为是一种分型，而被认为是糖尿病发展过程中的一个阶段，也被认为是发生糖尿病和心血管疾病的一个危险因子。

## 糖尿病有哪些临床表现？

2型糖尿病的病情发展通常都比较缓慢，初期除了血糖值较高之外，并不会给人体带来损害，所以患者不会感受到自觉症状，虽然很多人都知道糖尿病的自觉症状包括口渴多饮、多食、多尿、消瘦等现象（"三多一少"），但这些实际上都是在糖尿病发展到一定程度之后才会出现的症状。也许有人会说"不是啊，我最初被诊断为糖尿病时就已经有自觉症状了"，那只是由于当接受诊断时糖尿病已发展到了一定程度，已经处于比较严重的状态。随着病情持续发展，将出现各种症状，包括因高血糖而产生的症状以及因糖尿病引起的并发症所产生的症状。

**高血糖引发的症状**

当血糖较高时，人体将难以充分利用所摄取的食物中的营养（能量），因此，会导致容易感到疲劳、消瘦，或者是食欲异常亢进。另外，由于血糖经肾脏排泄时需要大量的水，将产生多尿现象，人体内的水分会相应得到消耗，所以会感到口渴，饮水量增多。

**并发症引发的症状**

当高血糖状态长期持续时将产生各种并发症，这些并发症有好多种。由于并发症种类较多，所以，引发的症状也包括了很多方面。大家可能都听说过因糖尿病而导致失明、下肢截肢或者必须进行人工透析的病例，这些都是糖尿病的代表性并发症所带来的严重后果。在病情恶化之前，通常都会感受到相应的自觉症状，如果在这一阶段不进行恰当地治疗，最终会出现严重后果。并发症引发的自觉症状如下：

看东西有重影，视力下降，头晕或者起立时头晕，容易得蛀牙、牙周病，皮肤疖肿或者炎症，伤口容易化脓，皮肤瘙痒，间歇性跛行（步行时容易出现腿脚疼而无法继续行走，休息后疼痛减轻），手指、脚趾尖麻木，下肢浮肿，容易出现便秘或腹泻，性欲下降或勃起功能障碍。

如果已经有了某几项自觉症状，就说明糖尿病病情已有所发展，应立即采取恰当的处理措施。

## 怎样诊断糖尿病？

我国一直沿用的糖尿病诊断标准是世界卫生组织在 1999 年制定的，有三条。

1. 具有典型症状（多食、多饮、多尿和不能解释的体重下降），空腹血糖≥7.0mmol/L（126mg/dl）或餐后血糖≥11.1mmol/L（200mg/dl）；

2. 没有典型症状，仅空腹血糖≥7.0mmol/L（126mg/dl）或餐后血糖≥11.1mmol/L（200mg/dl）再重复一次，仍达以上值者，可以确诊为糖尿病；

3. 没有典型症状，仅空腹血糖≥7.0 mmol/L（126mg/dl）或餐后血糖≥11.1 mmol/L（200mg/dl）或糖耐量试验（口服75g无水葡萄糖）2小时血糖≥11.1mmol/L（200mg/dl）者，可以确诊为糖尿病。

只要满足任意一条就可以诊断糖尿病。2010 年美国糖尿病学会对糖尿病诊断标准进行了修订，增加了糖化血红蛋白的诊断标准，即糖化血红蛋白≥6.5％也可诊断为糖尿病。

## 什么是口服葡萄糖耐量试验（OGTT）？

口服葡萄糖耐量试验（OGTT）是检查人体血糖调节功能的一种方法。正常人服用一定量的葡萄糖后，血糖浓度暂时性升高（一般不超过 8.9mmol/L），但在 2 小时内血糖浓度又可恢复至正常空腹水平。服用一定量葡萄糖后，间隔一定时间测定血糖及尿糖，观察给糖前后血糖浓度的变化，借以推知胰岛素分泌情况，这个测定即称为糖耐量试验。

OGTT 试验多用于可疑糖尿病患者，在血糖增高但尚未达到糖尿病诊断标准时，为明确是否患有糖尿病，可以采用 OGTT 试验进行鉴别诊断。具体试验方法为：将 75 克葡萄糖粉（小儿按 1.75 克/千克体重计算，总量不超过 75 克）溶于 250～350 毫升温开水中，早晨 7 点空腹抽静脉血查血糖，同时留尿，查尿糖后，在 3～5 分钟饮完糖水。从饮第一口糖水开始计时，于 30 分钟、60 分钟、120 分钟和 180 分钟分别抽静脉血查血糖和留尿查尿糖。

## 做葡萄糖耐量试验应注意哪些问题？

1. 试验前 3 天要保证足够的碳水化合物进量。一般来说，这 3 天中每天的碳水化合物摄入量不应低于 250 克，否则可能造成人为的糖耐量受损。

2. 应停用可能影响血糖的药物一段时间，如影响血糖测定的利尿剂、糖皮质激素（可的松一类的药物）等。

3. 试验前空腹 10～14 小时。就是说前一天必须进晚餐，但入睡后就不要再吃东西了。

4. 试验中服用的葡萄糖水浓度不应过高或者过低。

5. 试验中不要进行剧烈的体力活动，不要大量地饮水。不要吸烟，不要喝酒或咖啡等刺激性的食品或饮料。

6. 要准时抽血。

## 哪些人应注意复查空腹血糖（FPG）或葡萄糖耐量试验（OGTT）？

有以下情况时应同时查 OGTT，如果只查空腹血糖，可能会有一些空腹血糖正常但餐后血糖增高的人被漏诊。

1. 糖耐量受损（IGT）或空腹血糖受损（IFG）。

2. 肥胖（超重 20％或体重指数≥27）。

3. 一级亲属中有糖尿病者。

4. 有妊娠糖尿病或分娩巨大婴儿（>4Kg）史者。

5. 有高血压，血压≥140/90mmHg。

6. 高密度脂蛋白（HDL）≤0.91mmol/L（35mg/dl），甘油三酯（TG）>2.83mmol/L（250mg/dl）。

7. 年龄>45 岁。

8. 常服用某些药物者如皮质醇激素、利尿剂等。

## 血糖和尿糖是什么关系？

当肾脏功能正常时，如果血糖值超过 9～10 mmol/L 的范围，尿中就会出现糖分，而血糖在正常情况下不会超过 7.8 mmol/L，因此，当出现尿糖时就能推测出血糖值偏高。检查方法是选择最易出现尿糖（血糖值较高）的餐后 2 小时的尿液，将试纸浸入其中，观察试纸的颜色变化来进行判断。

但是，即使血糖正常有时也可能因肾脏问题出现尿糖，这种情况被称为"肾性糖尿"，并不属于糖尿病。血糖值和尿糖的关系存在一定的个体差异，肾性糖尿就是这种差异的一种表现，有时候还可能因饮食情况或精神压力而出现尿糖，或者当年龄增长后不再容易出现尿糖，所以不能仅凭尿糖检查来诊断糖尿病。当尿糖检查结果为阳性时，应接受血糖检查。糖尿病患者有时会遇到血糖和尿糖结果相矛盾的情况，一般应当以血糖结果为准。

## 血糖升高一定是糖尿病吗？

高血糖是糖尿病的主要特征。但是并不是所有的血糖升高都是糖尿病。比如以下情况均表现为血糖升高，但却不是糖尿病：

1. 肝炎、肝硬化等各种肝脏疾病引起肝糖原储备减少时，可出现餐后血糖一过性升高。如果积极治疗肝脏疾病，血糖便可恢复正常。

2. 应激状态下的急性感染、创伤、脑血管意外、烧伤、心肌梗死、剧烈疼痛等，此时胰岛素拮抗激素如促肾上腺皮质激素、肾上腺髓质激素、生长激素（这些激素都有升高血糖的作用）等的分泌增加，胰岛素分泌相对不足，使血糖升高，当应激状态消除后血糖可以恢复正常。

3. 饥饿时和慢性疾病患者体力下降时，可以引起糖耐量减低，使血糖升高。积极治疗慢性疾病，改善体质可以使血糖恢复正常。

4. 服用一些影响糖代谢的药物如糖皮质激素、噻嗪类利尿剂、呋塞米（速尿）、烟酸、阿司匹林、吲哚美辛（消炎痛）等，都可以引起一过性的血糖升高。但是停药后，血糖会很快恢复正常。

5. 一些内分泌性疾病，如肢端肥大症、皮质醇增多症、甲状腺功能亢进症等，可以引起继发性血糖升高。原发疾病得到有效控制后，血糖可以恢复正常。因此，体检发现血糖升高时，一定要排除引起血糖升高的以上原因才能给予糖尿病的诊断。

### 糖尿病的早期症状有哪些？

有相当一部分糖尿病患者的症状并不明显，直到体检或因其他疾病就诊时才被发现，耽误了治疗时间。为了早期发现糖尿病，要留意早期症状。

1. 低血糖：好多患者到医院就诊是因为反复低血糖，尤其是餐前低血糖的症状更为明显，有明显的饥饿感、心慌、汗出、手抖等，而吃糖或进食后症状缓解。这是由于胰岛功能异常，胰岛素释放延迟导致的。

2. 出汗：汗液是人体为了维持正常生理功能而产生的代谢产物之一，可以调节人体的温度和湿度。健康人除了大量饮水、运动、情绪激动、所处环境温度过高等情况外，不易出汗。但是糖尿病患者除上述诱因外也常常出汗。早期的属于实汗，患病时间较长后人体正气亏虚，以手足汗常见，属于虚汗。

3. 体重减轻：体重在短期内明显下降，又找不出原因，如节食、运动量加大、工作劳累等。而且比以前容易疲劳，总觉得累，出现这些情况时应该去化验一下血糖。

### 老年糖尿病的特点如何？

1. 老年糖尿病患者多数都属于2型糖尿病：临床往往不典型或无症状，仅有 1/4 或 1/5 老年糖尿病患者有多饮、多食、多尿、体重减轻症状。相反，以非特异症状（疲乏无力、体重下降或反复感染）为主诉在临床上不少见，但易被忽视。随年龄增长、动脉硬化，使肾小球滤过率下降，表现为尿糖阳性率低或血糖和尿糖程度不符。故虽尿糖阴性，不能排除糖尿病。

2. 并存疾病多：老年人普遍存在器官老化和退行病变，易并存患各种慢性非感染性疾病，如高血压、心脑血管病、缺血性肾病、白内障等。

3. 并发症多：老年糖尿病一般病程较长，易发生各种大血管或微血管并发症，如高血压、高脂血症、冠心病、痛风、糖尿病肾脏病变、糖尿病视网膜病变、糖尿病末梢神经病变、皮肤搔痒、脑卒中和各种感染症状。

4. 血糖控制不良或用药不当易发生低血糖：这与老年人自身保健能力差、依从性差及社会心理因素有关。有人抽样调查，发现老年糖尿病患者真正坚持治疗，做好自我保健，使血糖水平达到要求者不足 1/4。老年人由于脏器功能衰退，对药物的敏感性改变，药物使用不当易发生低血糖反应。

5. 易发生非酮症高渗综合症和乳酸性酸中毒：60 岁以后随年龄增长，糖尿病高血糖急症酮症酸中毒和非酮症高渗综合症的病死率高达 40％。急性感染是最常见的诱发因素，过量用双胍类药，尤其苯乙双胍使肝脏处理乳酸能力减弱，乳酸堆积导致乳酸性酸中毒。

## 糖尿病并发症发病情况的检查有哪些？

糖尿病经常伴发各种并发症。如果出现并发症，在治疗糖尿病的同时还需对这些并发症进行治疗。因此，当确诊为糖尿病后，还需要对有无并发症的情况进行检查。糖尿病并发症发病后多难以治疗，因此应定期进行检查，力争早期发现病情。不需要同时进行所有检查项目，可根据医生的诊断进行必要的检查。下表列举了主要的并发症检查项目：

**糖尿病并发症的主要检查项目**

| 检查项目 | 并发症 | 正常值* |
|---|---|---|
| 眼底 | 糖尿病性视网膜病变 | 无异常 |
| 尿微量白蛋白 | 糖尿病肾病 | 小于 30mg/d |
| 尿蛋白 | | 小于 100mg/d（阴性） |
| 肌酐清除率 | | 80～120ml/min |
| 血清肌酐 | | 男性 53～106μmol/L<br>女性 44～97μmol/L |
| 尿素氮 | | 3.2～7.1  mmol/L |
| 血脂 | 高脂血症 动脉硬化 | 总胆固醇 2.86～5.98mmol/L<br>甘油三酯 0.56～1.7mmol/L |
| AST（GOT） | 肝功能异常 | 10～44U/L |
| ALT（GPT） | | 10～40U/L |
| 胸部 X 线 | 心肺状态 动脉硬化 | 无异常所见 |
| 腹部超声 | 内脏脂肪 脏器异常 | 无异常所见 |
| 心电图 | 心脏疾病 动脉硬化 | 无异常所见 |
| 血压 | 动脉硬化 | 收缩压小于 120mmHg<br>舒张压小于 80mmHg |
| 肌腱反射 | 糖尿病神经病变 | 有反射 |

\*  正常值范围可能因检查方法不同而有所差异

## 糖尿病前期 （IGR） 有哪些危害？

糖耐量受损（简称 IGT）是指空腹血糖正常，餐后 2 小时血糖为 7.8～11.1mmol/L。空腹血糖受损（简称 IFG）是指空腹血糖超过正常的 6.1mmol/L，但又未达到糖尿病诊断标准 7.0mmol/L。IGT 加 IFG 合称糖调节受损（简称 IGR），此阶段称为糖尿病前期。主要原因如下：

1. 大血管病变：主要指心、脑、下肢动脉粥样硬化，如果不加以防范，IGR 发展成糖尿病，将进一步加重这些大血管病变，引起心、脑、下肢动脉狭窄等严重并发症。

2. 胰岛 β 细胞功能减退和胰岛素抵抗：2 型糖尿病发病机制主要是胰岛 β 细胞功能减退和胰岛素抵抗，两者发展到一定程度就会发生糖尿病。在 IGR 阶段，阻止 β 细胞功能减退或胰岛素抵抗就可延缓或阻止糖尿病发生。

认真防治 IGR 可使相当一部分人群不发展成糖尿病。因此，应该树立信心，但必须坚持终身防治。饮食、运动疗法是基础。合理饮食、适当运动、心理平衡、积极乐观的处世态度，永远是防治百病的关键。适当的药物干预必不可少，国内外已有大量研究证实，胰岛素增敏剂（如文迪雅）、α-糖苷酶抑制剂（如拜唐苹）、二甲双胍等，可使相当一部分 IGR 患者转化为正常人群。

### 血糖控制在怎样的范围比较理想？

对于一般的患者，血糖当然是要求控制在正常范围，即空腹血糖＜6.1mmol/L，餐后 2 小时血糖＜7.8mmol/L，糖化血红蛋白＜6.0％。但糖尿病的治疗是讲究个体化的，因此，血糖控制的标准也不适合一刀切。对于年轻人、新发病人、有并发症的患者、手术前要严格要求，但对于老年人就要放宽标准了。老年糖尿病患者容易发生"无症状性低血糖"，且老年人易并发动脉硬化及心血管病变，一旦发生低血糖可诱发脑卒中或心肌梗死，这都是很危险的。因此，要求老年糖尿病患者的空腹血糖＜8.0mmol/L，餐后 2 小时血糖＜11.0mmol/L，糖化血红蛋白在 6.0％～7.0％就可以了。

## 血糖控制不好的原因是什么？

影响血糖的因素很多，如果血糖控制不好，应积极找出诱因并去除这些原因。如饮食、运动、天气、服药时间、压力过大、情绪波动都会影响血糖。如果血糖过高，可能是天气变凉、进食碳水化合物过多、运动减少、感染、服药时间不正确等。血糖过低则要考虑是不是天气突然变热，出汗增加、没有按时吃饭、过量运动、饮酒等造成的。因此，多知道一些糖尿病的知识，就能使血糖控制平稳，生活的质量提高。

## 怎样选择血糖仪？

血糖仪是糖尿病患者平时监测血糖的重要工具，挑选血糖仪确实需要慎之又慎。购买时可以从以下方面考虑：

1. 准确度：血糖仪测得的值应该尽量与医院测得的静脉血值相近，这是最重要的一点，一般误差在15％以内；

2. 采血的方式：有滴血式和虹吸式，滴血式需要的血量多，虹吸式需要的血量则相对少一些；

3. 测试的模式、按钮：全自动的仪器及功能清晰的按钮对于使用者来说是很有必要的；

4. 测试结果的储存功能：对于不方便记录的患者，尤其是老年患者，如果能够储存结果，并且记录时间，操作起来就会得心应手；

5. 自动温度矫正功能：外界的温度会影响测量的结果，因此自动温度矫正可以保障测量的准确；

6. 价格：在同等质量的血糖仪中，选择价格优惠的，减轻负担；

7. 显示屏的大小：相对大的显示屏能够让"眼神"不好的患者将结果看得更加清楚；

8. 售后服务：血糖仪一旦损坏以及血糖试条都需要完善的售后服务，相对良好的售后会为患者省去不必要的麻烦。

### 糖尿病的治疗原则是什么？

糖尿病患者的治疗要在了解患者具体情况的基础上进行个体化治疗。老年糖尿病的血糖控制标准可以低一些，如果合并严重的并发症、频发低血糖、病情不稳定、长期卧床者更要放宽尺度。

饮食要低糖、低脂，适当增加蛋白质及膳食纤维，多吃容易消化、清淡的食物，这样不仅有利于血糖、血压、血脂的控制，还可以达到、控制体重的目的。

运动也是必要的，但要选择适合自己的运动，如太极拳、慢走等，最好在温度适宜或午饭后 1～2 小时运动，运动后心率不要超过 170—年龄。

有些人经过饮食、运动方式的改变，能够很好地控制血糖，如果血糖难以控制，就要采取药物治疗。

由于老年人对于低血糖的反应较迟钝，容易发生低血糖，甚至出现低血糖昏迷，要加以注意。

其次，除了稳定血糖外，恢复胰岛 β 细胞的功能也是重要内容之一。

总之，要强调综合治疗，用药时要兼顾高血糖、高血压、高体重、脂代谢紊乱、高血黏度、高尿酸等。

对于糖尿病的知识，糖尿病患者多知道一点就少一点危害。多了解糖尿病科普知识，在与疾病的斗争中掌握主动权，才是制胜法宝。

## 糖尿病的治疗目标是什么？

对糖尿病患者的治疗目标基本可以总结为三条。

1. 使糖尿病患者糖、脂肪、蛋白质、水、盐及酸碱代谢保持平衡，避免糖尿病的急性并发症。具体来说，就是使患者血糖、血蛋白质、血脂、血液黏稠度以及血液中的盐分和酸碱度都维持在基本正常的水平，不发生糖尿病酮症酸中毒、高渗性非酮症糖尿病昏迷等急性并发症；

2. 预防或延缓糖尿病慢性并发症的发生、进展，尽量减少这些并发症造成的失明、尿毒症、肢体残疾和过早死亡；

3. 使糖尿病患者保持充沛的体力、良好的心理状态，有正常工作和日常活动的能力，享受和非糖尿病患者一样的高质量生活和基本相同的寿命。

## 在 "五架马车" 中哪种治疗更重要？

"五架马车"是糖尿病治疗中的说法，是指饮食、运动、药物、糖尿病教育和血糖监测。这"五架马车"应该说都很重要，缺一不可，但其中饮食疗法是"五架马车"中的基石。所有糖尿病患者都需要采用饮食疗法，对糖尿病来说，饮食疗法是最佳的特效药。这是由于糖尿病是因缺乏与饮食有密切关系的胰岛素而产生的疾病。目前尚未发现能够彻底根治糖尿病的治疗方法，糖尿病治疗的最大目的是预防并发症的发生。而最有效、最基本的疗法就是饮食疗法。饮食治疗贯穿整个糖尿病治疗的过程。没有合理的饮食，服用再多的药物，注射再多的胰岛素，血糖控制也不会满意。

## 饮食治疗目标是什么？

饮食治疗是糖尿病治疗的重要措施，饮食治疗的目标主要有两个。

1. 为糖尿病患者提供科学的健康膳食，保持标准体重。糖尿病患者若身体肥胖，则应减少热量的摄入，将体重控制在标准体重以下，以利于血糖控制；若身体消瘦，则应适当提高热量摄入，使体重接近标准体重，增加机体抵抗能力。

2. 纠正代谢紊乱。糖尿病患者常会出现代谢紊乱，可根据患者的具体情况在饮食上予以调节。若血脂高，则应低脂饮食；若出现低蛋白血症者，则应多摄入蛋白质。总之，要使血糖、血脂、蛋白质达到或接近正常，并避免高血糖对心血管的危害，从而防止或延缓各种慢性并发症的发生、发展。

## 饮食治疗的要点是什么？

很多人一听说饮食治疗就认为需要采用特殊的饮食，其实饮食疗法并不困难。饮食疗法的基本原则只有以下三点。概括来说，就是"改变过去的不良饮食习惯，培养健康的饮食习惯"。只要遵守这一要求，就能够对糖尿病进行良好的控制。

### 仅食用必要量的食物

糖尿病发病的最大病因就是过量饮食。为了健康生活，人类需要一定的营养，不能过少也不能太多。这里所说的"少""多"并不是指食物的体积或重量，而是指热量。当确诊为糖尿病后，医生会根据患者的年龄、性别、身高、体重、活动量、血糖值、并发症等情况在处方中注明每天饮食所需的总热量。这就是为了保证您的健康所需的最佳饮食量。在采用饮食疗法时，遵守摄入热量要求是基础中的基础。

### 应全面摄取营养

当采用规定的饮食量时，为了充分获得人体所必需的各种营养成分，需要在考虑营养搭配的基础上进行饮食。在每天的摄入总热量中，三大营养成分的理想分配比例分别是糖类55％～60％、蛋白质20％左右，其余为脂肪。在保证三大营养成分摄入量的同时，为了有效利用这些营养成分，还应补充维生素和矿物质，避免出现不足。蔬菜等富含维生素和矿物质的食品通常都属于低热量食品，即使大量食用也不用担心超出每日摄入总热量的规定值。

### 合理分配用餐时间和饮食量

每日所摄入的热量还应合理分配到三餐中。即便一天内摄入的总热量相同，如果集中在某一餐的话，也会导致血糖大幅波动。绝不能饥一顿饱一顿，空腹时间过长不仅会导致餐后血糖急剧上升，而且容易堆积脂肪。应均匀分配三餐的量，并按照有规律的时间间隔进食。

## 如何根据不同情况计算热能需要量？

为了控制血糖升高，需要了解正确的每日摄取总热量，实际的摄取热量不能超过该值。每日摄取总热量是由医生在综合考虑患者的年龄、性别、肥胖程度、身体活动量、是否有并发症等众多因素的基础上来决定的。这个总热量值被称为规定摄入总热量，通常男性为1400～1800千卡、女性为1200～1600千卡，而每个患者的具体数值则需要按照下式进行计算：

热量－摄取量＝标准体重×生活（劳动）强度

只有上述计算式是无法计算热量摄取量的，我们还需要使用标准体重。

标准体重的计算方法有多种，通常采用以体重指数（BMI）为基础进行计算。也可以用下面方法进行简单计算：

标准体重＝身高（m）× 身高（m）× 22

实际体重为标准体重的±10%为正常体重；大于标准体重的10%，小于20%为超重；大于标准体重的20%为肥胖；实际体重小于标准体重的20%为消瘦。

计算摄取总热量的另一个变量是生活（劳动）强度。这是由于日常的劳动动强度不同会导致所需的热量产生差异。

成人每公斤体重每天所需的热量为25～30千卡，

肥胖和高龄人群每公斤每天所需热量为20千卡，

较瘦和年轻人每天所需热量为30千卡。

按照劳动强度区分的所需热量有时需要综合考虑多种因素，对数值进行微调。女性热能摄入相应减少一些。

**糖尿病患者热能需要量计算表**

| 体　重 | 热能需要量［千卡/日/公斤（指标准体重数）］ | | | |
|---|---|---|---|---|
| | 卧床休息 | 轻体力劳动 | 中等体力劳动 | 重体力劳动 |
| 超　重　肥　胖 | 15 | 20～25 | 30 | 35 |
| 正　常　体　重 | 15～20 | 30 | 35 | 40 |
| 消　　　瘦 | 20～25 | 35 | 40 | 45～50 |

注：50岁以上患者，每增加10岁，热能相应减少10%。

下面以身高170厘米、主要从事文案工作、体格略胖的患者为例，来计算每日的摄取总热量。

标准体重：（1.7× 1.7× 22＝63.58）即标准体重大约为63.5kg。由于劳动量不大，所以每公斤标准体重每天所需的热量为25～30千卡，由于体格略胖，所以可选偏下限值来计算每天的摄取总热量。63.5×25＝1587.5，每天所需总热量约为1600千卡。

如以上例子所示，请尝试计算自己实际每日所需摄取总热量的数值。自己计算的结果也许与医生指示的数值略有差异，这是由于医生考虑到了消除肥胖、患者是否高龄以及其他因素，在综合考虑后进行了一定的调整。

### 什么是糖尿病饮食的食物交换？

食物交换法是根据我国人民的饮食习惯以及常用食物，将食物所含营养素的近似值分为 6 类，制订出每类食物的一个交换单位（份）的重量、热量以及三大营养素的数量，还制订了各类食物的等值交换表。医生根据患者的具体情况，定出全日所需总热量的三大营养素的数量后，患者可采用简单的食物交换表选择食物种类的单位份数，安排适合个人口味的每日膳食。凡产生 376.56 千焦（90 千卡）热量的食物称为一个交换份。每日所需食品交换份数＝每日所需的总热量（千焦）÷ 376.56 千焦（常数）。

糖尿病患者可以根据食品交换份随意选择，搭配种类繁多的主、副食品。

每 25 克的粮食、干粉条、油条、油饼、苏打饼干，各是一个交换份。

每 35 克的烧饼、烙饼、馒头、咸面包、切面，各是一个交换份。

每 50 克瘦猪肉、牛肉、羊肉、鸭肉、鸡肉是一个交换份。

每 60 克的鸡蛋、鸭蛋、松花蛋、鹌鹑蛋各是一个交换份。

每 80 克的淡水鱼、海水鱼各是一个交换份。

每 150 克嫩豆腐是一个交换份，每 50 克的豆腐丝、豆腐干各是一个交换份。

每 200 克橘子、橙子、猕猴桃、李子、葡萄、苹果、桃、梨各是一个交换份。

每500克大白菜、圆白菜、菠菜、油菜、韭菜、茼蒿、芹菜、西葫芦、西红柿、冬瓜、苦瓜、丝瓜、茄子、鲜蘑菇、绿豆芽、水浸海带也各是一个交换份。

具体方法，例如瘦肉50克可换北豆腐150克、豆腐丝50克。

早餐主食少则可吃50克，多则可吃75克；

早餐2.5个副食交换份，应相对固定，如一袋牛奶或400毫升豆浆和1个鸡蛋。如果患者胆固醇较高，可以不吃蛋黄，吃两个蛋清同样相当于1个鸡蛋的热量。

## 什么是食物血糖生成指数？影响因素有哪些？

食物血糖生成指数（GI）是指与标准化食物（通常指葡萄糖）对比，某一检测食物被人体摄入后引起血糖上升的速率。影响食物血糖生成指数的因素如下：

1. 是否为天然食物：天然食物保持天然的固有形态，被食用时其纤维成分保持相对完整的状态，因此，它们的血糖生成指数相对较低。

2. 膳食纤维的含量有多少：食物中膳食纤维的含量越高其血糖生成指数就越低，但是经过加工的食物纤维似乎不能降低血糖生成指数。

3. 淀粉比率：大多数淀粉食物由两种淀粉构成——淀粉糖和支链淀粉，一般而言，含淀粉糖较多的食物能缓解人体对食物消化和吸收的速率，从而降低食物血糖生成指数。

4. 糖分种类：蔗糖双糖的食物血糖生成指数为65，葡萄糖糖（单糖）的食物血糖生成指数为100，不同食物的血糖指数主要由碳水化合物的种类和数量决定。

5. 食物加工方法：精加工食物的食物血糖生成指数较初

加工的高，包括加热、打磨、油炸等加工手段。

6. 血糖负荷的影响：血糖负荷＝（食物血糖生成指数×碳水化合物克数）/100，通过计算血糖负荷让我们很直观地了解食物血糖生成指数与摄入能量的关系。

7. 混合餐中的血糖生成指数：脂肪会延缓胃排空，同时能降低混合食物的食物血糖生成指数，但是，这似乎与我们控制饮食的原则相悖，因此，在看待食物血糖生成指数时，需要综合考虑，优先组合，不可盲目。

### 常见食物血糖生成指数

| 食物名称 | 血糖指数 | 食物名称 | 血糖指数 | 食物名称 | 血糖指数 |
|---|---|---|---|---|---|
| **主食类** | | 低脂冰淇淋 | 50±8 | 桃子 | 28 |
| 白饭 | 56±2 | 全脂奶 | 27±7 | 梨 | 36±3 |
| 白面包 | 70±0 | 脱脂奶 | 32±5 | 菠萝 | 66±7 |
| 全麦面包 | 69±2 | 巧克力奶 | 34±4 | 葡萄干 | 64±11 |
| 高纤面包 | 68±1 | 优酪乳 | 36±4 | 西瓜 | 72±13 |
| 玉米片 | 84±3 | 低脂优酪乳 | 14±4 | **豆类** | |
| 小麦面条 | 47 | **蔬菜类** | | 黄豆 | 18±3 |
| 通心粉 | 45 | 青豆仁 | 48±5 | 菜豆 | 27±5 |
| 通心面 | 41±3 | 胡萝卜 | 71±22 | 扁豆 | 29±1 |
| 米粉 | 58 | 南瓜 | 75±9 | **糖类** | |
| 马铃薯泥 | 70±2 | **水果类** | | 蜂蜜 | 73±15 |
| 炸薯条 | 75 | 苹果 | 36±2 | 果糖 | 23±1 |
| 蕃薯 | 54±8 | 苹果汁 | 41±1 | 葡萄糖 | 97±3 |
| 爆玉米花 | 55±7 | 香蕉 | 53±6 | 麦芽糖 | 105±12 |
| 甜玉米 | 55±1 | 樱桃 | 22 | 蔗糖 | 65±4 |
| **糕饼类** | | 柚 | 25 | 乳糖 | 46±3 |
| 蛋糕 | 67 | 葡萄 | 43 | 巧克力 | 49±6 |
| 甜甜圈 | 76 | 奇异果 | 52±6 | **其他** | |
| 苹果松糕 | 44±6 | 芒果 | 55±5 | 汽水 | 68±6 |
| 松饼 | 76 | 柳橙 | 43±4 | 花生 | 14±8 |
| **奶制品** | | 柳橙汁 | 57±3 | 香肠 | 28±6 |
| 冰淇淋 | 61±7 | | | | |

科学指导糖尿病患者饮食，首先应选择低 GI 和中 GI 的食物。糖尿病患者尽量不用或少用单糖和双糖类，严格限制纯糖食品、甜点等；其次，要合理搭配食物。选择高 GI 食物时，可以搭配低 GI 食物混合食用，如粗杂粮的 GI 值较低，但适口性较差，细粮 CI 值较高，粗细粮搭配，既可以改善口感，又可以降低 GI；第三，选择科学的加工与烹调方法。粮食在精加工过程中，不仅会损失一些营养素，同时由于研磨颗粒变细，更利于吸收，GI 值也增高，如糙米饭 GI 值为 70，精米饭 GI 值为 83.2。

### 少量多餐对糖尿病控制有什么好处？

少量多餐对血糖控制十分有利。有时候病人血糖控制不满意，医生所调整的就是从每天 2～3 餐改为 4～5 餐，虽然进食量并没有减少，也没有调整药物，病人的血糖却变正常了。少量的意思是每餐少吃点，这样就不至于让餐后胰岛负担过重，血糖也不至于升得太高，也就避免了餐后高血糖。多餐的意思是多吃几顿，或在两餐之间加上一次缓冲餐，这样既可以避免药物作用高峰时出现低血糖，也可避免一天饮食总量过少。如进主食时，宜少量多餐，最好每餐不超过 2 两，如果每天进食主食 6 两以上，最好采用每日四五餐的方法。

### 怎样科学合理地安排一日三餐？

一日三餐要在总热量控制的前提下，尽可能做到谷类、肉、蛋、奶、蔬菜及水果种类齐全，以便获得均衡营养。

**糖尿病患者一周食谱举例**

|  | 早 餐 | 午 餐 | 晚 餐 |
|---|---|---|---|
| 周一 | 牛奶240毫升、茶鸡蛋1个、荞麦馒头50克 | 米饭150克、肉焖豆角（瘦肉50克，豆角200克）、虾皮西葫（虾皮10克、西葫150克） | 花卷150克、酱牛肉50克、椒油豆菜（200克）、冬瓜汤（冬瓜100克） |
| 周二 | 豆浆250毫升、茶鸡蛋1个、花卷50克 | 米饭150克、干烧鱼（鱼80克）、洋白菜柿椒（洋白菜200克、柿椒50克）。 | 荞麦馒头100克、肉片炒芹菜（瘦肉70克、芹菜100克）、小白菜豆腐汤（小白菜80克、豆腐50克）。 |
| 周三 | 云吞、茶鸡蛋1个、饼50克 | 玉米面发糕100克、肉丝白菜（瘦肉60克、白菜100克）、素烧茄子（茄子200克）。 | 米饭150克、鱼香肉丝（瘦肉50克、青椒50克、胡萝卜80、鲜蘑10克）、炝黄瓜（黄瓜200克）。 |
| 周四 | 牛奶240毫升、茶鸡蛋1个、馒头50克 | 水饺150克（水饺面80克、肉馅60克、芹菜100克） | 米饭150克、清炖鸡腿80克、香菇油菜（油菜200克、香菇50克）。 |
| 周五 | 荞麦面汤、茶鸡蛋1个、面包50克 | 米饭150克、肉丝苦瓜（瘦肉50克、苦瓜200克）、清炒冬瓜（冬瓜120克）。 | 荞麦馒头100克、清炖排骨60克、银耳冬瓜（银耳50克、冬瓜200克） |
| 周六 | 豆浆250毫升、茶鸡蛋1个、饼50克 | 米饭100克、红烧带鱼（带鱼80克）、炝芹菜（芹菜250克）。 | 花卷120克、丸子（肉馅82克）、醋溜白菜（白菜200克）。 |
| 周日 | 牛奶240毫升、茶鸡蛋1个、馒头50克 | 烙饼100克、酱牛肉80克、清炒苦瓜（苦瓜300克）。 | 米饭100克、木须肉（肉片25克、黄瓜100克、木耳50克）、蒜蓉油麦菜（油麦菜200克）。 |

## 糖尿病患者怎样灵活加餐？

灵活加餐对防止糖尿病患者的低血糖很重要，特别是皮下注射胰岛素的患者，有可能出现血糖大幅度回落。糖尿病患者一般可在上午9～10点，下午3～4点加次餐。具体加餐的量和种类应结合患者具体情况，最好是咨询一下专科医生。特别需要注意的是，很多患者为了改善睡眠而在睡前加牛奶等，其结果往往会使很多患者的空腹血糖明显升高，因此，睡前是否适合加餐一定要根据每个人具体情况，对于空腹血糖控制不佳的患者，应注意是否和睡前加餐有关。

### 烹调方法会影响血糖吗？

烹调方法确实对血糖有影响，总的来说食物做得越稀、越烂，消化、吸收得就越快、越充分，血糖也就升得越快。比如说，100克大米如果做成米饭，血糖升高的程度就不如同样100克大米熬成稀饭吃下去对血糖影响那么大。可见，影响血糖的不只是粮食的种类和粮食的量，而且烹调方法也有影响。因此，在选择烹调方法时应予以考虑。当然不是说糖尿病患者不能喝粥，其实粥是很好的食品，虽然血糖指数高于干食，但可以少吃。

### 什么是膳食纤维？

纤维素是碳水化合物的一种，食物中的纤维素被称为膳食纤维。按照其是否能溶于水，又分为可溶性膳食纤维和非溶性膳食纤维。可溶性膳食纤维包括水果中的果胶、藻胶。非溶性膳食纤维包括纤维素和木质素等，主要存在于谷类或豆类外皮和植物的茎叶中。因为膳食纤维难以被消化吸收，所以它们基本上不产热供能。膳食纤维可延缓糖类的吸收，有利于糖尿病患者餐后血糖的控制，并能降低血胆固醇水平，还能促进胃肠蠕动，有通便、防治便秘和预防结肠癌的功效。所以说，膳食纤维是人体不可或缺的营养成分。

### 糖尿病患者每天吃多少粮食比较合适？

糖尿病必须控制主食，但不是说每天吃的粮食越少越好。

多数人主张糖尿病患者饮食热量组成中，粮食所占的比例在55％左右比较合适。具体说来就是每个糖尿病患者每天的主食摄入量一般应20～400克，男性、年轻、偏瘦而且体力活动量较大者可以每天吃主食350～400克，女性、年龄大、偏胖而且体力活动量较小的人每天宜进食主食200～250克。这里说的主食是指生粮食的干重，而不是成品主食的重量。开始时，病人可以准确地称量一定量的干粮食，做成米饭或者面食，以便于对这些粮食制成的主食有个重量或体积上比较确切的概念。在计算主食摄入量时，少量的豆腐、粉条、土豆、红豆、绿豆可以不用计算，但在大量进食此类食物的时候，还是应该适当地减少主食量。

### 糖尿病患者应该怎样吃肉？

肉类是人体蛋白质的主要来源之一，与植物蛋白相比，动物蛋白更接近人体蛋白质，更容易被人体消化、吸收和利用。而且肉类中含有的必需氨基酸、维生素和微量元素也比较丰富。因此，适当地吃肉对糖尿病患者是有益的。不过，吃肉过量对控制体重、血糖和血脂不利，所以糖尿病患者吃肉要适量，一天吃2～3两就可以。尽量以肉丝炒菜为主，少吃炖肉、涮肉。

### 糖尿病患者每天吃多少蛋类比较好？

蛋类是一种营养丰富的食品，含有丰富的蛋白质，大量的微量元素，吃一个鸡蛋比吃同量的粮食要耐饿得多，所以无论是作为主食、副食，还是作为加餐用，都是一种良好的食品。但是蛋类含有较高的热量，而且蛋黄中的热量及胆固醇含量又高，所以还是不宜多吃。一般糖尿病患者每天吃一个鸡蛋比较合适。如果吃两个或两个以上的蛋类，最好只吃一个蛋黄，以免对体重及胆固醇水平产生影响。

### 糖尿病患者能喝牛奶吗？

牛奶是非常适合糖尿病患者的一种饮品。它含有大量的水分、丰富的蛋白质、维生素和微量元素，还有适量的脂肪，能给糖尿病患者提供多种营养成分，同时对血糖、血脂影响也不大。另外，由于中国人普遍缺钙，尤其是中老年人缺钙严重，得了糖尿病后这个问题就更加严重，老年糖尿病患者骨质疏松，造成骨折的情况相当普遍，所以糖尿病患者必须注意补钙。牛奶中就含有丰富的钙盐，糖尿病患者应喝牛奶，但不应当加糖。

### 维生素对糖尿病患者有好处吗？

糖尿病患者需要限制主食和水果的摄入量，这样就会导致维生素的来源不足，尤其容易出现因为缺乏维生素 $B_1$ 引起的手足麻木和多发性神经炎等。晚期糖尿病患者还常常因为合并营养障碍和多种维生素缺乏，成为糖尿病神经病变的诱因之一。

维生素 A 缺乏使细菌容易从皮肤和黏膜侵入。

一般谷类食品中维生素 $B_1$ 的含量较高，维生素 $B_2$ 主要存在于动物肝、肾、奶、蛋黄及绿叶菜等食物中。维生素 $B_6$ 能降低胆固醇，是机体重要的维生素之一，可以从各种食物中获得。维生素 $B_{12}$ 存在于动物性食物中，若缺少可出现恶性贫血、脊髓和神经病变。

维生素 C 的作用广泛，有抗氧化作用，也增强免疫力。

维生素 E 能是体内重要的抗氧化剂，具有增强免疫的功能。近年研究发现，它能明显地抑制一些微血管细胞的合成，减轻高血糖所造成的一些血管内皮细胞及微血管功能的损害。

维生素 E 供给量每天只要 10～30 毫克即可，许多食品中均含有。有专家认为，有糖尿病性神经病变或者病情控制不好的患者，由于 B 族维生素损耗较多，应当及时补充。B 族维生素有助于缓解神经系统症状。补充维生素 C 则可以预防因为缺乏导致的微血管病变。因此，糖尿病患者的饮食中应当注意补充足够的维生素。最好的维生素来源是蔬菜，最理想的方式是每天能够食用 300 克左右的各种蔬菜。

### 如何从食物中获取必须的微量元素和矿物质？

与糖尿病关系密切的微量元素和矿物质有铬、锌、钙、磷、镁等。这些物质对相对缺乏的糖尿病患者来说适量食用是有利的。与维生素类似，这些矿物质在机体代谢中有主要的作用，所需的量也极少，通过普通的饮食基本上就可以满足所需的矿物质。

铬：可辅助改善糖耐量、调节血糖和血脂。肉类食品含量丰富。

锌：可参与胰岛素的合成，与胰岛素所发挥的作用有关。在肉类、海产品、家禽、麦麸等中含量丰富。

钙和磷：缺乏时易引起骨质疏松。牛奶、虾皮、鱼、海带、坚果类等含量丰富。

镁：对防止糖尿病视网膜病变、高血脂、高血压和动脉粥样硬化有一定作用。坚果、粗粮、绿叶蔬菜、干豆、肉类、海产品含量丰富。

## 糖尿病患者能吃零食吗?

糖尿病患者可以吃零食吗?答案是肯定的。但是糖尿病患者所吃的零食应从进餐时所吃的食物中选择。通常每次摄入的糖不应超过 15 克。应注意坚果如瓜子、杏仁、花生等多脂食物导致的热量超标。从谷类中选出的食物有:爆米花、烤玉米饼、燕麦饼干、发面饼或谷类。在延误进餐或意外更改计划时一定要加一些零食,可以将零食放在桌子里、公文包里、背包内和更衣室里,以防出现低血糖时能顺手找出一些低营养的食物充饥。

## 糖尿病患者能吃水果吗?

水果富含维生素,而且味道甜美,很多人都喜欢吃。但是糖尿病患者对水果却望而止步,一般人认为,水果含糖分,吃了血糖会升高。其实,水果绝对不是糖尿病患者的禁品,掌握好吃什么、吃多少、怎么吃的原则,糖尿病患者同样可以享受水果的美味。在吃水果前,首先要知道自己现在的血糖控制得怎么样,其次还要了解要吃的水果中含的葡萄糖量有多少。

血糖高的时候少吃或不吃含糖量较高的水果,如香蕉、荔枝、柿子、红枣、红果等。血糖控制好的时候,可以每天吃 1~2 个水果。西瓜虽然含糖量高,但是因为主要是果糖,少量吃对血糖不会有太大影响。

至于吃水果的时间,尽量作为加餐,也就是说,不在饭前或饭后吃,而是在午睡后或晚睡前吃。不过也有人提出餐前吃水果不太影响血糖,还能预防餐前低血糖,这种方法也可试试。但是不建议餐后再吃水果,这样容易使糖的摄入量过高。

而柿饼、干枣、桂圆等干果中含葡萄糖量很多，应尽量不吃。另外，如果能在吃水果前和吃水果后 2 个小时测一下血糖，对于了解自己能不能吃这种水果，吃得是不是过量很有帮助。

### 饥饿难忍的时候怎么办？

糖尿病患者吃完规定数量的食物后，常常还会觉得饿，遇到这种情况该怎么办呢？可以尝试通过以下三方面来解决：

1. 审查一下控制饮食的计划是否适宜。有些人急于求成，对饮食限制得太过了，反而不能持之以恒，结果是欲速不达。对原来食量很大的糖尿病患者可以采取逐步限制饮食的方法，这样会比较容易坚持。

2. 采用少量多餐的进食方法。每顿少吃点儿，以避免对胰岛素的分泌产生太强的刺激作用，多吃几顿，没到饥饿难忍之时就已经加上餐了。加餐时最好食用牛奶、鸡蛋、蔬菜（如黄瓜、西红柿等）或者豆制品等。

3. 如果饮食控制计划适宜，就必须坚持。只要坚持控制饮食，逐渐适应后就不会觉得那么饥饿难忍了。用来充饥的副食品主要是选用含糖量 4% 以下的蔬菜，如油菜、苦瓜、冬瓜、黄瓜、小白菜、大白菜、小红萝卜等。肾功能正常者，可以适当增加豆腐等豆制品。含糖量 4%～10% 的蔬菜、水果有扁豆、白萝卜、草莓、柠檬等，应控制食用。含糖量超过 10% 的蔬菜，如山药、芋头、藕、慈菇、青豆、黄豆、豌豆、蚕豆、香菇、荸荠等，应按食入数量及其含糖量选择食用。

### 哪些食物有辅助治疗糖尿病作用？

具有辅助降糖作用的食物如下：

1. 苦瓜：据研究，某医院应用苦瓜干粉制成片剂辅助治疗糖尿病，治疗后的餐后血糖及 24 小时血糖下降非常显著。糖尿病患者在日常生活中适量地吃一点苦瓜，对降糖有好处。不过苦瓜的主要副作用是腹痛、腹泻等消化道反应，脾胃不好的人要少吃。

2. 南瓜：南瓜中含有葫芦巴碱、蔗糖、甘露醇等，临床上有人用南瓜代替部分主食，发现血糖下降而无饥饿感。糖尿病患者合理地食用南瓜是有益的。

3. 银耳：银耳又称白木耳。含有丰富的膳食纤维，且产热量较低。有报道称，银耳含有丰富的银耳多糖，对胰岛素降糖活性有明显影响。

4. 麸皮：麸皮是最理想、最经济、最方便的高纤维食品。麸皮含纤维素 18% 左右，还含有丰富的蛋白质、维生素、矿物质等。麸皮为主的系列食品是糖尿病患者最理想的高纤维食品，应多食用。但是这些毕竟还只是食品，不能代替药品。

## 比较瘦的患者怎么合理安排饮食？

糖尿病饮食疗法的目的在于摄入最低限度的糖类，维持机体正常需要，减轻胰岛细胞的负担，促进空腹血糖、餐后 2 小时血糖降至正常或接近正常水平，从而有效地纠正糖代谢紊乱。瘦人同样也需要饮食控制，但是可以适当放宽要求。如把体重作为衡量热量是否合适的标准，在饮食调理方面可以遵循以下原则：

1. 在增加热量摄入的同时，要增加一定量的优质蛋白，如果是轻体力劳动者，热量可以按照 125.5～146.4 千焦（30～35 千卡）/千克·日，蛋白质按照 1.2～1.5 克/千克·日的比例给予。

2. 适当增加瘦肉类、禽蛋、奶制品、豆制品等食物，同时要避免摄入过多脂肪。

3. 补充充足的维生素和铁，动物类食品与植物类食品同时选用，可以促进铁的吸收利用。

4. 少量多餐，保证设计的膳食量能够充分摄入。

5. 监测体重，一旦体重恢复正常，应调整饮食至正常水平，不要导致体重超重。

## 糖尿病患者可用哪些甜味剂？

甜味剂有甜味的口感，但不是糖类，所以不会影响血糖。而且不会增加食用者热量的摄入。所以可使糖尿病患者免受体重增加、血脂紊乱、血黏升高的威胁。糖尿病患者可食用的甜味剂包括下面几类：

1. 木糖醇：木糖醇味甜而吸收率低，而且，它在体内的代谢过程不需要胰岛素的参与，所以，吃木糖醇后血糖上升速度远低于食用葡萄糖后引起的血糖升高。但木糖醇吃多了可能引起腹泻。

2. 甜菊糖：这是一种从甜叶菊中提取出来的甜味剂，甜度比蔗糖高300倍，食用后不增加热量摄入和血糖波动。

3. 果糖：果糖是一种营养性甜味剂，进入血液后，能一定程度地刺激胰岛素分泌，食用过多会影响血糖水平。

4. 氨基糖或蛋白糖类：是一种较新的甜味剂，甜度很高，对血糖和热量的影响不大。

## 糖尿病患者能喝酒吗？

饮酒不仅会造成肥胖，还会妨碍血糖的控制，糖尿病患者原则上禁止饮酒。首先，糖尿病患者可能因饮酒而影响正常进食，进食富含脂肪的"酒菜"过多，不利于饮食控制。其次，酒精可使患者发生低血糖的机会增多。

1. 每克酒精产热 7 千卡，患者可能因喝酒而减少饮食；

2. 酒精的吸收和代谢较快，不能较长时间维持血糖水平；

3. 酒精本身也能刺激胰岛素的分泌，增强胰岛素的作用，部分服用磺脲类降糖药病人可能因饮酒而发生面部潮热、心慌气短等不良反应。

与此同时，糖尿病患者饮酒也不利于血脂控制，还会引起脂肪肝等。如果糖尿病患者过去有饮酒的习惯，一时又难以戒断，可以少量饮用啤酒（每天不超过 1 个易拉罐）或干红、干白、黄酒等。饮酒时应以不影响正常进食、不引起不适症状为度。

## 糖尿病患者能抽烟吗？

糖尿病患者绝对不能吸烟。吸烟对人体有百害而无一利，对于糖尿病患者来说危害更大。首先，烟碱会刺激肾上腺素分泌，而肾上腺素是一种兴奋交感神经并升高血糖的激素，可造成心动过速、血压升高、血糖波动，对糖尿病患者十分不利。另外，对糖尿病患者威胁最大的就是血管病变，特别是阻塞性血管病变。糖尿病患者血管内壁往往不光滑，血液黏稠度大，红细胞变形能力下降，本来就容易发生血管阻塞，吸烟会造成血管进一步收缩，特别容易造成大大小小的血栓阻塞血管。阻塞了脑血管就是脑血栓或腔隙性脑梗死，阻塞了心脏血管就是心绞痛或心肌梗死，阻塞了下肢血管就是下肢缺血甚至坏死，阻塞了肾脏或眼底血管，也会加重糖尿病肾病或者严重影响视力，后果严重。

## 糖尿病肾病患者该怎么合理地安排饮食？

糖尿病肾病是糖尿病患者非常常见的并发症，因为糖尿病肾病往往出现于糖尿病发生后的5～10年。糖尿病肾病患者除了要接受积极的药物治疗外，在饮食上也要有所限制。它的饮食要求和一般糖尿病患者还是有区别的。

1. 必须注意热量的控制，使血糖控制在良好的水平，这一点对预防糖尿病肾病的进展十分重要。

2. 适当控制蛋白质的摄入量，以延缓肾损害的进展。糖尿病肾病可以分为五期，在临床蛋白尿前期（Ⅰ期和Ⅱ期）积极控制血糖的前提下，不一定都要限制蛋白的摄入量。但是从糖尿病肾病Ⅲ期（微量白蛋白尿期）开始，应适当限制蛋白质的摄入。在一般情况下，每日饮食摄入蛋白量宜控制在 $0.8g/d \cdot kg$；糖尿病肾病患者一旦出现肾功能受损，肾小球滤过率下降时，要进一步严格限制蛋白的摄入量，每日饮食蛋白摄入应控制在 $0.6g/d \cdot kg$。患者施行低蛋白饮食时必须要保证足量的热卡摄入。在保证充足热卡摄入的背景下实施低蛋白饮食，可以维持氮质平衡，不会引起营养不良。糖尿病肾病病人摄入蛋白质时要多摄入优质动物蛋白，如牛奶、鸡蛋、鱼类、瘦肉等。各种豆制品、日常的馒头、米饭所含的蛋白等应该限制，以免过多摄入而增加肾脏负担。

3. 少吃盐及含盐高的食品，特别是合并肾性高血压时，每日钠盐最好低于2克，因为高血压与糖尿病肾病的发生发展密切相关。

4. 要适当补充纤维素、维生素。富含粗纤维的食品包括：①粗粮：如玉米、小米、燕麦等；②蔬菜、水果：如芹菜、韭菜、白菜、油菜、萝卜等；③菌藻类：如木耳、蘑菇等。

### 糖尿病性冠心病患者该怎么安排饮食？

糖尿病患者并发冠心病较早，发展较快，尤其是女性偏多。糖尿病性冠心病的发病与饮食营养有直接或间接关系，重视合理的膳食，是防治糖尿病性冠心病的重要措施之一。通过控制热量，保持理想体重，适当增加膳食纤维摄入，保证必需的矿物质及微量元素供给，提供丰富的维生素，可以达到防治糖尿病性冠心病的目的。

全日烹调油 15 克，全日总热量约 8200.6 千焦（1960 千卡）。

### 糖尿病高血压患者该怎么安排饮食？

糖尿病患者的高血压不仅发生率高，而且发生得早，男女均随年龄增长而增高。因此，在糖尿病高血压的防治中，合理营养是十分重要的，其效果有时不亚于降压药。通过控制热量和体重，保证膳食中钙和维生素 C 的含量，限制食盐的摄入量，可以起到调节控制血压的作用。

早餐：主食 50 克，牛奶 250 克，腐乳 1 块，海米拌菠菜（海米 10 克，菠菜 100 克）；加餐：水果 100 克；

午餐：主食 100 克，肉丝炒芹菜（瘦猪肉 50 克，芹菜 100 克）海带豆腐汤（豆腐 200 克，海带 50 克）；加餐：水果 100 克；

晚餐：主食 75 克，清蒸带鱼（带鱼 100 克），炒小白菜（小白菜 300～400 克）。全日烹调用油 20 克，全日总热量约 7531.2 千焦（1800 千卡）。

## 为什么说运动是防治糖尿病的良方？

适量的运动有助于许多疾病的预防和治疗，对于糖尿病来说是一样的。运动疗法和饮食疗法被并称为糖尿病治疗的两大基石。现代科学研究表明，脱离了饮食和运动的基础，企图吃药控制血糖是不可能实现的奢望。运动对于糖尿病的治疗有哪些好处呢？

### 增强身体对胰岛素的敏感性

临床实践证明，糖尿病患者通过运动，能够改善血糖和糖耐量，在血糖降低的同时，血液中的胰岛素水平也会有所改善，从而增加胰岛素的受体数目，增强胰岛素的敏感性。

### 降低血糖

身体处于运动状态时，就要分解机体储存的糖原来提供能量。随着运动的进行，体内的糖原会被不断地消耗，当消耗到一定程度时，机体就会利用血糖来供应能量。运动结束后，肌肉和肝脏还需要摄取大量的葡萄糖来合成糖原，储存能量，进而使血糖降低。

### 改善脂类代谢

运动可以使甘油三酯、总胆固醇、低密度脂蛋白胆固醇等心血管疾病的危险因子降低，同时能使具有保护作用的高密度脂蛋白胆固醇增高，进而防止糖尿病慢性并发症。

### 调整体重，增强体质

运动可以使体内多余的脂肪得以燃烧，增加患者的体力，一方面可以使肥胖型糖尿病患者减轻体重，另一方面又可以使消瘦型糖尿病患者的体重有所增加，增强体质。

### 增强心肺及神经功能

长期有规律的运动，可以使全身代谢旺盛，肺活量增加。

同时，血液循环加速，还可以改善心脏和血管的舒缩功能，对伴有高血压病的患者来说，运动疗法有利于高血压的控制，减少心脑血管并发症。此外，科学而有规律的运动，可消除糖尿病患者紧张、焦虑的情绪，振奋精神，使患者在培养生活乐趣的同时增强战胜疾病的自信心。

### 运动治疗的原则是什么？

简单概括起来，运动治疗的原则也就 16 个字：因人而异，适可而止，循序渐进，持之以恒。

因人而异是指根据每个人的具体情况，选择适宜的运动治疗方式。

适可而止是指运动量要合适，不宜过强，治疗不是比赛，安全第一，尤其是治疗初期，不能太急于成功，避免运动过量而致伤。

循序渐进即为运动量由小渐强，有一定疗效后在新的起点上调整运动量和方式，不断进步。

持之以恒中心意思就在于强调长期坚持，对健康有益的运动是需要付出一定努力的。

### 糖尿病患者适宜在什么时间运动？

糖尿病患者应在血糖控制稳定后进行运动，应避免空腹和注射胰岛素 60～90 分钟时运动，以免发生低血糖，所以，运动疗法最好在医生的指导下进行。糖尿病患者运动的最佳时间是在餐后 1 小时，糖尿病患者的高血糖多表现在餐后，因此，餐后 1 小时运动更有利于病情改善，且不容易发生低血糖。研究还表明，与不固定时段运动比较，固定时段运动起效显著，且餐后1小时运动更有利于患者降低餐后2小时血糖。

因为空腹运动容易出现低血糖，所以一般不主张空腹时运动。有清晨锻炼习惯的患者，晨练前一定要进食。晨练前进食应以松软、可口、温热的食物为宜，如热豆浆、热牛奶、点心、藕粉、粥、鸡蛋饼、燕麦片等。

### 运动前应注意哪些问题？

1. 准备宽松舒适的运动服和有弹性的运动鞋，吸水性较好的棉袜；

2. 随身携带一些如饼干、糖块、巧克力或含糖的饮料和水，尤其是在运动量相对较大时，一定要及时补充糖和水分；

3. 在运动前最好进行一下血糖的自我监测，进一步了解自己的体内代谢情况，血糖过高（大于16mmol/L）或者血糖过低（小于3.9 mmol/L），都不能进行运动，否则会引起代谢紊乱；

4. 在运动前要补充一定数量的水分，以保证身体运动的需要，然后首先做5～10分钟的准备活动或热身运动，活动一下肌肉、关节，以免运动中拉伤，同时，可使心跳、呼吸的次数逐渐加快，以适应下一步将要进行的运动；

5. 为保证安全，糖尿病患者最好结伴运动，特别是参加较高强度的运动时，应告诉同伴自己是糖尿病患者，血糖不正常时的表现有哪些，以便出现意外情况时及时处理和救治。

### 家务劳动能不能代替体育锻炼？

有人进行过研究和计算，家务劳动虽然繁琐、累人，但是实际上消耗的热量是很少的，属于一种轻体力劳动。虽然比完全不活动要好得多，但很少有人能通过家务劳动减轻体重，并且家务劳动只是一种劳动所需要的特定动作，有一定的局限性。比如洗碗做饭，仅要求双臂活动，动作局限于手、臂、肩等处。

糖尿病患者必须安排出单独的时间进行锻炼。当然，可以将家务劳动和体育锻炼结合起来进行，如推着儿童车较长距离的散步，一边看孩子一边进行体育锻炼等。有些人的家务劳动量比较适宜，患者能愉快胜任，感觉轻松，这样的家务劳动是有益于健康的；反之，如果家务劳动过于繁重，使患者觉得精神和体力不堪重负，那么对身体则是有害无利的。

### 糖尿病患者如何合理地进行运动安排？

首先，尽量选择不是很激烈的运动，如散步、打太极拳、打乒乓球等。时间最好选择进餐后 1 小时。因为此时血糖较高，锻炼能使降糖效果事半功倍。而餐后立即运动影响消化、吸收。如果选择在早晨锻炼，则一定要在锻炼前进食，否则容易发生低血糖。

其次，运动前要做好热身准备，从运动量小的动作开始，逐步加大。运动结束时再做些放松调整活动，如慢走几步、揉揉腿、做几下深呼吸等。有运动习惯者，应天天坚持锻炼，一般每周最少锻炼 3 次，每次 30～60 分钟，不得少于 20 分钟。

最后，控制运动强度，不要出太多汗。以走路为例，每次 30～60 分钟，一般慢速走以每分钟 60～70 步为宜，中速走 80～90 步，快速走 110～120 步，走的速度按个人体力而定。体力较好的患者，行走时还可加一些负荷，但不要刻意追求运动时间。

### 合并并发症的糖尿病患者在运动时应该注意哪些问题？

有心血管疾病的患者，要注意在运动前一定要对心血管疾病进行评估，中等强度到高强度的运动有加重心血管疾病的危险性，因此运动时一定要强度适中，千万不可运动过量。

有增殖型视网膜病变的患者不适合从事负氧运动、阻力运动、跳跃运动和包含憋气动作的运动。

肾病患者如果出现大量蛋白尿或出现肾小球滤过率下降（如血肌酐升高）时，不宜做剧烈运动。

合并糖尿病神经病变的患者，特别是有保护性感觉丧失的患者应避免负重运动和需要足部反复活动的运动项目，如跑步机、长距离行走、慢跑、踏楼梯运动；可进行游泳、骑车、划船、坐在椅子上的运动、上肢运动和其他非负重运动。应注意运动时所穿鞋子的舒适性，在运动前后常规检查足部。

### 哪些糖尿病患者不宜运动？

糖尿病患者在运动疗法开始前，最好先进行必要的医学检查，对自己的病情有全面、准确的了解，尤其应注重心血管系统、眼底、神经功能、肺部及必要的血尿生化指标检查。如有以下情况或暂时不宜运动的禁忌，则最好限制运动。

1. 空腹血糖＞16.8mmol/L者，被初次诊断的1型糖尿病患者血糖＞13.9mmol/L的；

2. 血糖极不稳定者，特别是1型糖尿病胰岛素严重缺乏者；

3. 高血压患者，收缩压＞180mmHg，应首先积极控制

血压;

4. 各种急性并发症期间,如酮症酸中毒、急性感染、感冒、发烧等;

5. 各种慢性并发症严重阶段,包括增殖性视网膜病变、肾病、严重的心血管疾病及脑血管疾病等。

6. 应用胰岛素治疗的病人,在胰岛素发挥作用最强的时刻(如上午 11 时)或者在注射胰岛素后吃饭以前也要避免体育活动,以防低血糖发生。

## 怎样判断运动量是否合适?

判断运动量是否合适,主要包括两个方面,一是运动目标是否能达到,也就是运动治疗是否有效;二是运动是否安全。二者相辅相成,缺一不可。运动目标通过相关指标的定期检测可以评价,如血糖是否下降,体重是否趋向理想范围,心肺脏器的适应能力是否改善等,安全性评价主要是了解运动治疗中有无不利于健康的事件发生,如有无运动损伤,有无与运动有关的不良事件发生,包括准备活动未做好引起的韧带拉伤,行走时地面不平造成的关节扭伤,运动过度诱发的心绞痛,户外受凉引起的上呼吸道感染,鞋袜不适引起的足部磨擦伤等。须及时总结经验教训,制定一些改进措施,以免再次发生。

运动中判断运动强度是否合适,可以从脉(心)率变化和自我适应度两个方面作评估。运动后脉(心)率的变化直接反映人体的耐受能力,主要是比较静息脉(心)率和运动后脉(心)率的变化差值,可以用脉(心)率指数表示。

$$脉(心)率指数 = \frac{运动时最高脉(心)率 - 平静时脉(心)率}{平静时脉(心)率} \times 100\%$$

加上自我感觉可将运动强度分为四个等级。

极轻度：脉（心）率指数（％）20～40

轻度：脉（心）率指数（％）41～60，有点疲劳

中度：脉（心）率指数（％）61～80，疲劳

强度：脉（心）率指数（％）＞80，相当疲劳

最大安全脉（心）率：210—年龄（岁）

由上可见，年龄越大者越不主张运动后脉（心）率增加过多，一般老年人和初开始运动者以轻度起步为宜，适应后再适当增加，不超过中度。极轻度仅适用于有脏器功能不全的患者。强度一般不提倡，年轻、体质好者在短时间达此负荷，须注意防止运动过量引起代谢失衡。

### 运动时间越长越好吗？

凡事都讲究度，运动也是一样。运动时间太短，起不到效果，但是运动时间过长反而导致血糖升高。人体运动的时候，肌肉中的糖原被消耗，随着运动的持续，流淌在血液中的葡萄糖也会逐渐被肌肉吸收、消耗。但当运动时间过长时，人体处于应激状态，也会使血糖反应性升高。但这不是真正的高血糖，只是人体受到刺激后导致的血糖反应性升高，是一种保护性反应。这种情况在2型糖尿病患者中多见。

在身体血糖允许的情况下，糖尿病患者每顿餐后抽出一定的时间，运动30～45分钟，每周3～5天即可。每一次的运动量可用脉搏来判断。就是说，在运动刚结束的时候，自己数15秒的脉搏数乘以4，便估计运动结束时的1分钟脉搏数。对于50岁以上的糖尿病患者来说，运动后脉搏在90～110次/分是正常的。血糖太高的糖尿病患者是不建议去做运动的。因为在高血糖的影响下，他们的胰岛功能变得很差，敏感性也不

够，而运动本身也会增加胰岛敏感性，促进胰岛素分泌，这样一来，就相当于逼迫胰岛继续工作，结果对胰岛的损伤就越来越大，所以，就会形成一个越运动血糖反而越高的状态。因此运动时间不是越长越好。

### 如何计算运动中消耗的热量？

运动中的热量消耗与运动强度、运动时间密切相关。运动强度越大，运动时间越长，热量消耗就越多；运动强度越小，运动时间越短，热量消耗就越小。计算运动中热量的消耗，可以参考以下方法：

1. 步行热量的消耗：步速为每分钟 53 米时，每分钟消耗约 14.23 千焦（3.4 千卡）热量；步速为每分钟 112 米时，每分钟消耗约 28.03 千焦（6.7 千卡）热量；步速为每分钟 140 米时，每分钟消耗约 48.12 千焦（11.5 千卡）热量。

2. 跑步热量的消耗：跑步时热量的消耗可以用公式计算。即 ［（跑速×0.001）－0.028］×体重（跑速单位为：米/分；体重的单位为千克）。例如，某糖尿病患者体重为 60 千克，以 200 米/分的速度跑步时，其热量消耗为 ［（200×0.001）－0.028］×60＝10.32 千卡/分×4.184＝43.18 千焦/分。

3. 不同体位活动热量的消耗：卧位活动时，每分钟消耗约 5.86 千焦（1.4 千卡）热量；坐位活动时，每分钟消耗约 7.95 千焦（1.9 千卡）热量。

4. 不同强度运动的热量消耗：轻度运动，如散步、广播操、太极拳、下楼梯、平路骑自行车等，每分钟消耗约 16.74 千焦（4 千卡）热量。中等强度运动，如快速步行、慢跑、上楼梯、坡道骑自行车、滑冰、打球、登山等，每分钟消耗约 33.74 千焦（8 千卡）热量。

### 如何避免运动中的低血糖？

运动疗法对于糖尿病患者是必不可少的，但是运动时一定要注意防止低血糖发生。

糖尿病患者在选择运动项目时应根据自己的实际情况选择合适的运动项目，不能因为想要赶上他人的节奏而强迫自己运动，这样会适得其反。可以选择一些强度小、动作慢、运动后心脏不会跳动过快、呼吸平缓的运动，如散步、广播操等，以运动后精力充沛、自我感觉良好为宜。低血糖常见的症状有饥饿感、心慌、出冷汗、头晕及四肢无力等，这时切忌不要惊慌，应该立即停止运动，休息10分钟左右可以缓解。如果10分钟后未能缓解，可以吃点随身带的食物，如果情况越来越严重，要及时地求助于周围的人，必要时到医院就诊。还不能空腹运动，尽可能于饭后1～2小时参加运动，这时不宜发生低血糖。

避免在胰岛素或口服降糖药作用最强时运动。例如在短效胰岛素注射后1小时左右不宜参加运动，因为运动增加血糖消耗，容易发生低血糖。

不要空腹运动，有晨炼习惯的人，应分别对待：空腹血糖高于6.7mmol/L（120mg/dl），可进行运动，清晨运动可于空腹时进行。空腹血糖低于6.7mmol/L，运动前应吃点食物，10分钟后再开始运动。空腹血糖低于6.7mmol/L，晚饭前又用中、长效胰岛素，或口服降糖药者，可适当减少药物剂量（前一日晚餐前或者睡前服药）的情况下运动。

若从事中等强度以上的活动，且持续时间较长，应适当减少运动前胰岛素（尤其是短效胰岛素）或者口服降糖药的药量，在运动前或运动中适当加餐。大量运动结束后，进食量要

糖

尿

病

51

适当增加，这些运动降糖作用持久，有时运动后 12 小时内还有低血糖发生的可能。最好在运动前后用血糖仪各测一次血糖，这样既可及时发现低血糖，又可了解运动对血糖的影响。

## 什么情况开始使用药物治疗？

对于确诊的 2 型糖尿病的患者，如果血糖不是很高，可以先给予单纯生活方式干预 1 个月左右，即饮食疗法和运动疗法，如果血糖控制不理想，空腹血糖值仍高于 7.0 mmol/L 或糖化血红蛋白值高于 7.0%，需在此基础上联合药物治疗。但如果糖尿病诊断之初血糖即已明显升高，也可在开始生活方式干预的同时应用始药物治疗。

## 口服降糖药有哪些？

口服降糖药包括以下几种类型：

### 磺酰脲类

作用于胰岛 β 细胞，促进胰岛素分泌。其作用强度和作用时间各有差异。通常作用时间较短的每日需分 2～3 次服用，作用时间较长的每日只需服用 1 次。该类药物适用于仍有一定的胰岛素分泌功能的患者。其主要不良反应为低血糖。

### 格列奈类

磺酰脲类药物类似，作用于胰岛 β 细胞，促进胰岛素分泌，其作用时间相对较短，因其作用高峰和餐后血糖高峰更接近，能更好地控制餐后血糖，因此，也被称为餐时血糖调节剂。特别适合以餐后血糖升高为主的患者。低血糖是其主要不良反应。

### 双胍类

主要是通过抑制肝糖输出、提高肌肉和脂肪组织的胰岛素敏感性来降低血糖。双胍类药物不刺激胰岛素的分泌，胃肠道不适是其主要不良反应，因此推荐服用时间为餐后。

**α-葡萄糖苷酶抑制剂**

肠道内碳水化合物主要在α-葡萄糖苷酶作用下被吸收入血而使血糖升高。α-葡萄糖苷酶抑制剂通过对α-葡萄糖苷酶的抑制而延缓了碳水化合物被分解吸收入血的过程，从而起到降糖效果。其主要不良反应为腹胀、排气增加等。

**噻唑烷二酮类**

也被称为胰岛素增敏剂，噻唑烷二酮类药物的特点是能明显增强机体组织对胰岛素的敏感性，改善胰岛β细胞功能，实现对血糖的长期控制，以此降低糖尿病并发症发生的危险。

**DPP-IV抑制剂**

属肠促胰素系列药物之一，该药通过对二肽基肽酶活性的特异性抑制而发挥降糖作用，该类药物不仅能刺激胰岛β细胞分泌胰岛素，同时还对胰岛α细胞分泌的具有升高血糖作用的胰高糖素分泌具有抑制作用。

## 糖尿病患者常见的用药误区有哪些?

糖尿病的类型多种多样，每个患者的具体情况各不相同，在用药时，患者必须要结合自身的病情，对症选药、合理吃药，才能达到对症治疗的目的。盲目地选药、吃药，不但难以达到治疗效果，还有可能因为药物不对症或用药不规范而使病情加重。因此，糖尿病患者在用药时，一定要充分了解相关的用药知识，避免陷入用药误区。目前，大多数的糖尿病患者都在服用降糖药物治疗，但相当多的患者血糖控制并不理想，其主要原因在于盲目用药，或用药不科学、不规范。常见的用药

糖

尿

病

误区有以下几种：

### 不按规定时间剂量服用

有些患者在患病后，不愿控制饮食，以为只要服用些特效药物，或者多服些降糖药，就可以抵消多进食所带来的热量和血糖超标。这种认识是非常错误的，也是非常危险的，因为控制饮食的目的是减轻胰岛细胞负担，以利于恢复其功能。不控制饮食，口服再多的降糖药物也难以达到理想的效果，同时，不按照药物规定的时间、剂量服用，还容易导致低血糖。

### 不根据血糖水平调节药量

服药的目的是控制高血糖，很多患者喜欢凭感觉服药，症状不明显时就不服药，而不是根据血糖的实际水平来用药及调整用药量，这不但难以控制血糖，还容易引起并发症。

### 频繁更换药物

部分降糖类药物服用后，不会产生立竿见影的效果，而是随着时间的延长逐渐发生作用，有些降糖药要服用半个月甚至1个月，才能产生最大的降糖效果。一些患者不了解这一点，往往服用几天或十几天，见血糖控制效果不满意，便认为所服用的药物无效而急于换药。

### 混合用药

每种降糖药都有适当的有效剂量，通常情况下应服至该药的最大有效剂量后，血糖仍不下降或控制不满意，应根据血糖情况在医生指导下联合用药，切忌自行随意混合用药。

### 人云亦云，不注重自己的用药规律

很多患者很少到医院复诊或检查，不观察自己的服药效果及用药规律，而是人云亦云，听说或被人推荐某药后就轻易地服用或更换药物。这样做是很危险的，一旦药物不对症，或服用不规范，轻则会加重病情，重则会诱发并发症。

由此可见，患者不能想当然地用药，应该根据自己的病因和病情程度选择适合自己的降糖药物，并严格遵守药物的用法，做到明明白白地用药，才会有助于控制病情，促进康复。

### 口服降糖药有无副作用？

在使用口服降糖药时，最需要注意的问题是避免出现低血糖。当服用剂量过大或饮食量不足时，血糖值会低于必要水平。偶尔还可能导致皮疹、肝功能异常或消化系统病变。在使用口服降糖药的过程中，如果感到有异常，应立即联系主治医师。糖尿病治疗药物需长期服用，虽然很少会产生副作用，但由于存在个体差异，如果产生副作用就可能导致严重后果，因此，需要充分注意服药方法和身体状态的变化。

### 肾功能受损后可否继续应用磺脲类药物？

临床研究证实，轻、中度肾功能损伤的糖尿病患者持续应用磺脲类药物并未进一步加重肾损伤。但该类药物多以经肾排泄为主（糖适平除外），因此，对于中重度肾功能不全患者，为避免药物蓄积所导致的低血糖，不应作为首选用药。糖适平仅5％经肾排泄，可用于肾功能轻度受损的患者。一旦肾功能严重受损，则应停用所有磺脲类药物，改用胰岛素降糖。

### 肝功能不好的患者可否应用磺脲类药物？

肝功能不好的患者应慎用磺脲类药物。因为此类药物大都需经肝脏灭活。当有肝功能不全时（如肝硬化），肝脏对药物的灭活能力下降，不能及时代谢掉，因此，容易出现严重而持久的低血糖。肝功能受损时，肝脏对空腹时低血糖的调节能力减弱，使药物导致低血糖的风险增大，故肝功能异常者宜慎用。

### 二甲双胍伤肾吗？

二甲双胍不会损伤肾脏，这是毫无疑问的。这里我们需区分两个概念，二甲双胍经肾脏排泄，但肾脏排泄≠伤肾。二甲双胍主要以原形由肾脏从尿中排泄，清除迅速，12～24小时大约可清除90%。尽管二甲双胍从肾脏排泄，但其本身对于肾脏没有毒性，并不会损伤肾脏。大量临床研究证实，肾功能正常的患者在常规用药范围内服用二甲双胍，不会对肾功能造成损害。因此，二甲双胍会伤肾的观点实属认识误区。肾功能不全的糖尿病患者禁用二甲双胍，并不是因为二甲双胍本身会损伤肾脏，使肾功能进一步恶化。而是因为二甲双胍具有促进葡萄糖的无氧酵解，从而增加乳酸的生成，如果患者肾功能不全，二甲双胍无法正常排泄而在体内蓄积，当乳酸在血液中不断增多时，血液将由正常的中性变为酸性，从而导致乳酸酸中毒。正是基于上述原因，二甲双胍才被禁用于肾功能不全的患者。

### 使用 α-糖苷酶抑制剂应注意什么？

α-糖苷酶抑制剂必须正确服用才能发挥疗效，要求在进餐时随第一口主食（米饭、馒头）嚼服。应从小剂量开始服用，视血糖及消化道反应情况，逐渐调整剂量。

α-糖苷酶抑制剂最常见的不良反应是恶心、呕吐、食欲不振、腹胀、肠鸣、排气增加，偶有腹泻、腹痛，多数患者继续服用或减量服用症状可缓解。

单用α-糖苷酶抑制剂一般不会产生低血糖，但在与其他降糖药、胰岛素联合应用时，则有可能发生低血糖。此时必须注意的是，应立即口服或静脉注射葡萄糖治疗，口服其他糖类（如水果汁、水果糖、白糖等）及淀粉类食物无效。这是因为α-糖苷酶活性被抑制，不能使水果糖、白糖、果汁等消化吸收入血，达不到升高血糖的目的。

应避免将α-糖苷酶抑制剂与抗酸药、消胆胺、肠道吸附剂和消化酶抑制剂（如淀粉酶、胰酶等）同时服用，因可削弱糖苷酶抑制剂的药效。

### 什么是 DPP-IV 抑制剂？

可通过抑制二肽基肽酶-IV（DPP-IV）而升高体内胰高糖素样肽-1（GLP-1）水平。与需要注射的 GLP-1 类似物及 GLP-1 受体激动剂不同，DPP-IV 抑制剂是口服降糖药。目前上市的有西格列汀、维格列汀、沙格列汀。该药通过对二肽基肽酶活性的特异性抑制而发挥降糖作用，其不仅能刺激胰岛 β 细胞分泌胰岛素，还对胰岛 α 细胞分泌的具有升高血糖作用的胰高糖素分泌具有抑制作用。同时，DPP-IV 抑制剂降血糖的作用可随着患者血糖水平的变化而发生改变，即只有在患者血糖水平升高时，才发挥降血糖的作用，而在患者血糖水平正常时，其降糖作用就会消失。这就大大减少了糖尿病患者发生低血糖的概率。此外，该类药物还不受饮食的影响，在进餐前和进餐后服用效果相同，因此，服用时间十分灵活。

### 如何鉴别许多广告宣传中宣称的能治糖尿病的药物？

目前市面上宣称治疗糖尿病的药物很多，让人眼花缭乱。

到底该怎样鉴别呢？凡是那些声称"能够彻底根治糖尿病，从此摆脱服药"的药物广告一定是虚假广告，不能相信，因为到目前为止，全世界还没有研究出能够根治糖尿病的药物。一些所谓纯中药制剂，迅速降糖的中成药，也是虚假的，这类药物基本上是不标明药物成分的，或是标得很含糊，并且其中有些加了格列美脲等降血糖药，服用后才能很快降糖。血糖降得太快对糖尿病患者不好，而且有可能发生低血糖。还有一类常见的药物广告，自称是某某祖传秘方，这类药从来不会标明成分，更是不能相信、盲从。所以，在选择药物的时候，广大糖尿病患者应当首先咨询正规医院的专科医生，在医生的指导下用药，选择有药物批号的正规厂家生产的药物，而不能随便相信广告。

## 保健食品和保健品能代替药物吗？

目前，市场上宣称能治疗糖尿病的保健品和保健食品很多，包括糖尿病主食、糖果、饮料、冲剂以及各种胶囊和口服液，五花八门。这些保健食品和保健品对糖尿病的作用大致可分为好、中、差三类。一种是确实有实效的，能在一定程度上降低血糖、血压、血脂或者血黏稠度，或者在增强体质、调理机体功能状态上发挥辅助治疗作用。另一种有一定食疗效果，但疗效不明显，广告词中有水分。还有个别所谓保健品属粗制滥造的假冒伪劣产品。这些产品的推销全靠不实广告或者不正当的促销手段。需要提醒的是，保健食品再好也是食品，保健品不是药品，没有也不可能要求它们具有明显的降糖作用，有些商家为了推销产品，进行言过其实的宣传，似乎吃了这种保健品就不必控制饮食，不必锻炼身体，就能完全达到糖尿病的治疗目的，这是不负责任的做法。糖尿病患者切不可上当受骗，随便听信广告宣传。在选用保健食品和保健品时，要注意其厂家、批号，不要选用无厂家、无批号、无保鲜时间或已过有效期的食品。

### 如何判断需要使用胰岛素治疗？

**1 型糖尿病患者**

1 型糖尿病患者胰岛 β 细胞被完全破坏，彻底丧失分泌胰岛素的功能，如果不向体内补充胰岛素，患者就会出现严重的代谢紊乱如酮症酸中毒，进而发展至昏迷和死亡。在 1921 年胰岛素被发现之前，几乎所有的 1 型糖尿病患者都是死于酮症酸中毒性昏迷。因此，对于 1 型糖尿病患者而言，胰岛素首先是用来救命，然后才是用来治病，即通过用胰岛素来控制血糖，减少慢性并发症。

**2 型糖尿病伴有下列几种情况者**

1. 初发者：研究发现，给新诊断的 2 型糖尿病患者使用为期 2 周的强化胰岛素治疗后，可以使有些患者在 3 年内不需要任何药物，仅仅通过饮食控制和运动就能维持理想的血糖水平。因此，刚被确诊的 2 型糖尿病患者如果饮食和运动治疗的效果不好，最好使用胰岛素短期强化治疗，这样既可以迅速降糖改善"糖毒性"，又可让患者的胰岛 β 细胞得到休息，恢复正常功能。

2. 久病者：2 型糖尿病患者的胰岛功能会随着病程的进展而逐年衰退，多数患者在患病 8～10 年就不能仅靠口服降糖药来控制血糖了，这时如果不用胰岛素，血糖就难以得到满意的控制，由高血糖所导致的糖尿病并发症就会出现明显的进展。因此，从减少并发症、延长患者寿命的角度上讲，当疾病进展到一定的阶段，也必须用胰岛素。

3. 重病者：如有明显肝肾功能异常、出现严重急性糖尿病并发症如酮症酸中毒或高渗性昏迷的患者，或已出现如糖尿病眼病、糖尿病足等严重并发症的患者，需要依靠胰岛素迅速稳定病情，减少病死率。

4. 应激者：即服用口服降糖药血糖平稳但发生了严重感染、创伤及围手术期的患者，此时由于存在应激反应，机体升糖激素升高明显，口服药物效果不好，必须用胰岛素控制血糖；待病情稳定，再以口服药物降糖。

## 使用胰岛素会产生成瘾性吗？

很多患者担心一旦用了胰岛素会成瘾。这种想法是把胰岛素看成了毒品，完全错误的。胰岛素是人体内固有的内分泌激素，相对于其他降糖药，其副作用小。胰岛素与成瘾性药品有着本质的区别。毒品并非生理或治病所需，对身心健康有百害而无一利。而应用胰岛素，能很好地控制血糖，改善和恢复患者胰岛 β 细胞的功能，对改善患者病情及预后大有益处。即使需要长期注射胰岛素，也是因病情的需要，这与贫血者需要补铁，骨质疏松者需要补钙是同一道理，跟毒品成瘾完全是两码事。另外，胰岛素并非一旦用上就再也撤不下来。如用口服降糖药治疗的 2 型糖尿病患者，在遇到感染、手术、创伤等应激情况时，需要短期补充胰岛素，过了应激期、病情稳定之后，可以恢复原先的口服药治疗。对于血糖较高的初诊糖尿病患者，通过短期的胰岛素强化治疗或胰岛素的补充治疗，可以使患者的胰岛功能得到显著改善，相当一部分患者可停用胰岛素，仅凭饮食和运动控制就可以使血糖得到良好控制。一些糖尿病患者需要长期注射胰岛素治疗的原因是其本身的胰岛功能已经衰竭，不得不依靠外源性胰岛素，否则将出现严重的并发症。因此，胰岛素的使用是根据病情的需要，当用则用，当停可停，并不存在成瘾的问题。

## 目前胰岛素的种类、特点是什么？

目前药用的胰岛素有动物胰岛素、人胰岛素和人胰岛素类似物三种。动物胰岛素的分子结构和人胰岛素相差 1～3 个氨基酸，因此，长期应用，其生物学效价会降低，同时发生过敏反应（如注射部位皮肤搔痒、硬结等）的机会增加。人胰岛素是通过基因重组技术生产的，其分子结构和人胰岛素完全相同，因此，降糖疗效更稳定，过敏反应发生率更低。但是，因其皮下注射后吸收较慢，且变异性较大，因此，往往不能和血糖吸收的高峰值很好地吻合，在部分患者中可能造成餐后高血糖不能被有效控制及下一餐前的低血糖增加。人胰岛素类似物正是为了弥补人胰岛素的这一缺陷，通过分子生物学技术，对人胰岛素的分子结构进行简单改造，使其皮下注射后更易于吸收，使胰岛素高峰和餐后血糖高峰更好地匹配。

**短效胰岛素**

起效快，作用持续时间短，一般皮下注射 30 分钟开始起作用，高峰浓度在 2～4 小时，持续时间为 6～8 小时。餐前 30 分钟注射，用于控制餐后高血糖。因其起效快，持续时间短，可用于急症的抢救，如酮症酸中毒时持续静脉滴注等。

**中效胰岛素**

吸收缓慢而稳定，开始作用时间 1～3 小时，作用高峰一般在 6～12 小时，可持续约 24～28 小时。主要用于补充基础胰岛素。对于糖尿病较轻的患者，每日 1～2 次注射即可控制高血糖。

**长效胰岛素**

为鱼精蛋白锌胰岛素，皮下注射后吸收缓慢，持续时间长。开始作用时间为 4～6 小时，作用高峰一般在 14～24 小时，持续时间可达 24～36 小时。可用于补充基础胰岛素水平。一般与短效胰岛素混合后使用。

**预混胰岛素**

是由不同比例的短效人胰岛素和中效人胰岛素混合而成，皮下注射后半小时起效，作用高峰出现在 2～8 小时，作用可达 24 小时，可用于控制基础血糖及餐后血糖。

**超短效人胰岛素类似物**

诺和锐、优泌乐。皮下注射后 15 分钟左右起效、作用高峰出现在 30～60 分钟、药效持续时间 3～4 小时，可以在餐前即刻甚至在餐后立即注射，既能有效控制餐后血糖，又很少发生低血糖。

**长效人胰岛素类似物**

其特点是药物吸收稳定，无明显的峰值，作用持久，能很好地模拟生理基础胰岛素分泌，只需每日注射 1 次即可维持 24 小时，且低血糖风险小。

## 胰岛素治疗有什么不良反应？

**低血糖**

是胰岛素治疗过程中常见的并发症，早期表现为自主神经兴奋的一系列症状，如烦躁、心慌、多汗、头晕、头痛等。病情进一步发展可出现脑神经功能障碍性精神改变，如痴呆、答非所问等，甚至呈急性精神病或癫痫样抽搐，最后导致昏迷。原因可能有如下：

1. 胰岛素的应用剂量过大；

2. 注射胰岛素后未正常进食；

3. 高糖毒性纠正后胰岛素未及时减量；

4. 运动量增加；

5. 同时应用某些能增强胰岛素作用的非糖尿病治疗药物；

6. 患者同时合并甲减、肝、肾功能不全等疾患；

7. 过度消瘦的患者因皮下脂肪层较薄，皮下注射深而变成肌内注射；

8. 饮酒。

### 体重增加

体重增加是胰岛素治疗中另一种常见的副作用。胰岛素导致体重增加的原因可能有以下几个方面：

胰岛素使血糖控制改善，尿糖排泄减少，这样尿液中流失的热量减少。

胰岛素本身具有促进脂肪及蛋白合成的作用，胰岛素治疗势必可引起体重增加。

胰岛素治疗增加低血糖几率，患者容易饥饿，导致加餐。

或者由于害怕低血糖导致预防性加餐，均可引发体重增加。

### 过敏反应

分局部和全身性反应，前者主要于注射胰岛素 0.5～1 小时后出现局部肿胀、发热发痒、红斑、硬结，甚至水泡形成，一般 24 小时后开始消退，部分患者注射后 4～6 小时出现迟缓反应，可持续 2～3 天。后者临床极少见，主要表现为荨麻疹、紫癜、血清病、面部浮肿、呼吸困难、胃肠道症状及肺水肿。过敏反应多见于动物胰岛素，但近年人胰岛素过敏的报道也逐渐增加。此时可更换注射部位、服用抗过敏药物、注射部位湿热敷或以糖皮质激素等处理。上述治疗失败或遇到全身性过敏反应时，需考虑更换不同类型的胰岛素或胰岛素脱敏治疗。

### 皮下脂肪萎缩

胰岛素治疗还会导致局部皮肤营养不良，表现为注射部位脂肪萎缩或脂肪增生。由于长期在同一部位注射胰岛素，可刺激皮下脂肪细胞增生肥大，形成脂肪垫或结节，在脂肪垫部位注射胰岛素，将影响其吸收。此时应更换胰岛素注射部位，或更换胰岛素种类。

### 水　肿

部分糖尿病患者注射胰岛素后可出现面部或四肢浮肿，但非过敏反应所致。

### 屈光不正

开始应用胰岛素治疗时，血糖迅速下降，致晶状体及玻璃体内渗透压下降，水分逸出，屈光度下降发生远视。多见于血糖波动大的患者。属暂时性变化，一般可以自行恢复，不需处理。

### 疼　痛

胰岛素注射引起疼痛是很轻微的。而腹部注射吸收快，疼痛轻，方便，故常为糖尿病患者首选。如果在某次注射时，疼痛明显，常常是针头碰到了皮下神经。另外，进针过慢，针头久用变钝带钩，精神紧张等都可加重疼痛。为了减轻疼痛最好在腹部注射，因其神经末梢分布稀疏对痛觉感应差，同时注射时应将皮肤捏紧快速进针。反复多次使用针头会使针头变钝，增加疼痛感。因此，应避免针头多次重复注射。

### 胰岛素抵抗

2型肥胖糖尿病患者常见，而且多见于胰岛素用量偏大者。在无酮症酸中毒的情况下，每日胰岛素用量大于200单位，持续48小时者可以确诊为胰岛素抵抗。此时可将动物胰岛素改为人胰岛素，中长效或预混胰岛素改为短效或速效胰岛素，一天注射2～3次改为4～5次，同时加用胰岛素增敏剂和双胍类药物。

**皮下淤血**

常是由于注射时损伤皮下毛细血管引起。瘀血未吸收前不要在此注射，一般在一周后可自行吸收，不用专门处理。

**皮肤感染**

严重感染少见，但是注射部位起红点是常见的，与皮肤不洁、注射时无菌操作不严有关。

### 哪些部位可以注射胰岛素？

人体适合注射胰岛素的部位主要是腹部、手臂前外侧、大腿前外侧和臀部外上 1/4 等处。主要原因是在于这些部位下面都有一层可吸收胰岛素的皮下脂肪组织，而且没有较多的神经分布，注射时不会有明显疼痛。腹部是胰岛素注射优先选择的部位，腹部的胰岛素吸收率达到 100%，吸收速度较快且皮下组织较肥厚，能减少注射至肌肉层的风险，最容易进行自我注射。但一定应注意是在脐周 3 厘米以外血管相对少的部位。手臂的皮下层较薄，注射时必须捏起皮肤注射，因此不方便自我注射，可由他人协助注射。手臂皮下组织的胰岛素吸收率为85%，吸收速度较快。大腿外侧较适合进行自我注射，皮下层很薄，要捏起皮肤注射，皮下组织的胰岛素吸收率为 70%，吸收速度慢。臀部皮下层最厚，注射时可不捏起皮肤。由于臀部的胰岛素吸收率低、吸收速度慢，较少使用，可注射中长效胰岛素。另外，打球或跑步前不应在手臂和大腿注射，以免过快吸收引起低血糖。腹部注射一般不受四肢运动影响。

### 如何保存胰岛素？

这个问题非常重要，如果胰岛素保存不当，造成胰岛素的失效，会在紧急关头给糖尿病患者造成极大的危险，如发生糖尿病急性酮症酸中毒。

未开封的胰岛素应在冰箱冷藏室内（温度在 2～8 度）储存，应注意不宜放在冷冻室内（零下 20 度）。因为胰岛素是一种小分子的蛋白质，经冷冻后，其降糖作用将破坏。如果没有冰箱，则应放在阴凉处，且不宜长时间储存。

已启用的胰岛素可放在室温条件下，但储存时间不要超过30 天；且应避免日晒，因为日晒过 2 个小时，胰岛素就会失效。

旅行、出差时在乘飞机或坐火车等长途旅行时，应随身携带，而不要放在旅行袋等行李中，更不能放在托运的行李中。因为托运行李的地方一般温度太低，胰岛素会失效。避免剧烈摇晃胰岛素，这样会降低它的生物活性，当然，把几种类型不同的胰岛素混合时，要轻微摇晃。

### 如何使用胰岛素笔？

胰岛素注射笔是一种形同钢笔的专用注射装置，由针头、注射笔和专用胰岛素组成。胰岛素注射笔简化了注射过程，病人易掌握，尤其适用于视力不佳的病人。这种装置可随身携带，因此旅行、出差时更为方便。

1. 胰岛素笔与胰岛素笔芯要匹配：首先应清楚自己用的是哪个厂家的胰岛素笔，必须使用该厂家生产的配套胰岛素笔芯。如诺和笔只能使用诺和诺德公司生产的各种剂型笔芯，优伴笔只能使用礼来公司生产的各种剂型笔芯等。注射前要准备好胰岛素笔芯、针头、胰岛素笔、75％医用酒精及医用棉签。

2. 检查并安装笔芯和针头：安装前应仔细检查笔芯是否

完好，有无裂缝；笔芯中药液的颜色、性状有无异常，有无絮状物或结晶沉淀。确定无误后装入笔芯，用 75％酒精消毒笔芯前端的橡皮膜，顺时针旋紧针头，安装完毕。注射时，摘去针头保护帽即可。

3. 注射方法：每次注射前应确认有足够剂量的胰岛素，旋转剂量调节旋钮，调至所需注射单位数。如所注射的胰岛素为混悬液（如中效胰岛素或预混胰岛素），应将胰岛素笔上下颠倒 10 次左右，直到药液成为均匀白色混悬液时为止，以防药液浓度不均影响血糖。速效胰岛素（如诺和锐）、短效胰岛素（如诺和灵 R）及甘精胰岛素（来得时）均是澄清的溶液，可以直接注射。

### 什么是胰岛素泵？

胰岛素泵是一种可随身携带的向体内自动输入胰岛素的仪器。胰岛素泵由泵、小注射器和与之相连的输液管组成。输液管在安装泵时埋植在腹部皮下。在电池驱动下，胰岛素泵可按照预定的速度和剂量将胰岛素通过输液管输注到患者体内。它可以根据患者全天的血糖情况，在固定的时间以固定的剂量自动输入胰岛素，还有利于平稳控制血糖。胰岛素泵能促使胰岛素吸收更稳定，从而减少患低血糖的危险性。它完全可以模拟我们人体胰岛素分泌的正常生理曲线。因此，它有一个时髦的名字，即"人工胰腺"或"智能胰腺"。

### 胰岛素泵治疗较常规胰岛素注射有哪些优势？

胰岛素泵能更好地模拟生理性胰岛素分泌模式，不仅能提供稳定的基础胰岛素，还可随时追加适当的剂量，大大提高了患者生活的自主性，有助于更快、更稳地控制血糖。胰岛素泵可明显改善1型糖尿病患者的餐后血糖漂移，并有效降低低血糖发生风险，在控制血糖及安全性方面均优于多次胰岛素注射的治疗方案。对于2型糖尿病患者，胰岛素泵治疗不仅能很快改善血糖控制，而且可以保护β细胞的功能。科研人员发现长期佩戴胰岛素泵可以使血糖控制达标，减少血糖波动，减少低血糖的发生。

### 什么样的患者适宜用胰岛素泵？

原则上，需要胰岛素治疗的糖尿病患者均可使用，尤其适用于已经一日多次皮下注射胰岛素后血糖仍不稳定者。因为胰岛素泵可以根据生理需要精确地向体内输注胰岛素，而这是常规胰岛素给药方式所无法做到的。

1. 脆性糖尿病（包括1型糖尿病和胰岛功能严重受损的晚期2型糖尿病）患者，其血糖波动较大，低血糖和高血糖频繁交替出现，病情很不稳定。

2. 工作、生活、就餐没有规律的糖尿病患者（如经常倒班或出差的人），由于其生活没有规律，很难按要求定时注射胰岛素，血糖往往控制不好。通过使用胰岛素泵，既可使血糖控制良好，又能够增加患者的生活自由度。

3. 存在"苏木吉现象"或"黎明现象"的患者，"苏木吉现象"即夜间低血糖之后血糖反弹，导致空腹血糖升高；"黎明现象"指夜间血糖不高，但至凌晨后逐渐升高的现象。两种情况下均难以靠一次注射胰岛素达到平稳安全降糖。而胰岛素泵可以根据患者夜间不同时段的血糖情况，持续输入胰岛素，因此，无论何种情况，均可以使空腹血糖达标而不会导致夜间低血糖。

4. 追求高质量生活，希望糖尿病得到良好控制从而防止并发症发生，但又不愿意过于严格控制饮食，或不能坚持自我监测血糖的患者。

5. 手术期前后、严重创伤或感染持续高血糖者，可短期使用胰岛素泵。

6. 合并糖尿病急性并发症，如酮症酸中毒、高渗性昏迷者，也是胰岛素泵治疗的适应对象。

7. 频繁发生低血糖但又无感知者，尤其是经常发生夜间低血糖者。

8. 1型糖尿病或初发的2型糖尿病，可以用胰岛素泵进行短期强化治疗。这种方法可以保护甚至逆转胰岛功能。使患者在数年内不用药物，仅靠饮食治疗便可使血糖维持正常。

## 中医是如何认识糖尿病的？

中医学最早并详细记载了糖尿病的症状及其并发症。《内经》就有"消瘅"、"肺消"、"消中"等记载，对症状、预后都有详细的描述。如《素问·气厥论》说"肺消者，饮一溲二，死不治"。"大肠移热于胃，善食而瘦"。《灵枢·师传》亦说"胃中热则消谷，令人悬心善饥。"在对糖尿病的并发症方面，隋·《诸病源候论》有这样的记述："其病变多发痈疽，此热气留于经络不散，血气壅涩，故成痈脓"。值得称道的是唐代王焘在《外台秘要·消渴消中门》把"消渴者…每发则小便至甜"，经治疗后"得小便咸若如常"作为判断此病是否治愈的标准之一。金元期间的刘河间在《三消论》中说："消渴者，多变聋盲疮癣痤之类"，或"虚热蒸汗，肺萎劳嗽"。这些论述与糖尿病合并神经系统病变、视网膜病变致盲、皮肤感染以及呼吸道感染是何等吻合。

## 中医是如何治疗糖尿病的？

### 首先要控制饮食

糖尿病的发生和控制与饮食有关，饮食控制的好坏直接影响着治疗的效果。孙思邈是世界上最早提出饮食治疗的先驱，他曾提出糖尿病患者"慎者有三，一饮酒、二房室、三咸食及面。"唐王焘还提出了限制米食、肉食及水果等。他们均强调，不节饮食"纵有金丹亦不可救！"

### 必须配合运动

《诸病源候论》提出，消渴病人应"先行一百二十步，多者千步，然后食。"《外台秘要》亦强调："食毕即行走，稍畅而坐"，主张每餐食毕，出庭散步。说明适当运动是防治糖尿病的有效措施之一，这一点和现代医学的认识是完全一致的。对于糖尿病患者的运动方式和运动强度的选择要适当。应在医生指导下循序渐进。"以不疲劳为度"，"不能强所不能"。运动的方式多种多样：如散步、快速行走、健身操、太极拳、滑冰、游泳等。运动强度过大或活动时间太长引起劳累，会使病情加重。尤其是严重缺乏胰岛素的患者及合并冠心病、肾病者，应该限制活动量。

### 注重调摄情志

糖尿病的发生和发展都和情绪有一定关系。因此要正确处理生活和疾病的关系，"节喜怒"、"减思虑"。保持情志调畅，气血流通，以利病情的控制和康复。

### 适当的中药治疗

传统的中医治疗糖尿病是根据临床症状进行辨证论治。包括汤药、中成药、外用药、注射剂等。针对不同的病情和并发症，选择适合的方药和剂型。而糖尿病及糖尿病神经病变亦可采用毫针、针灸并用、穴位贴敷、埋线等治疗；糖尿病足以及皮肤感染等可以用熏蒸外洗治疗；中风时多加用针灸、推拿、理疗等治疗。

### 常用的糖尿病辨证分型有哪些？

中医认为，消渴病是由于多种致病因素造成五脏柔弱而生，但主要累及肺、胃（脾）、肾，在整个病理过程中以损伤津液阴精多见，故以清热生津、益气养阴为基本治则。阴虚则内热，内热则生燥，燥则火盛灼阴，随着病情的发展，逐渐损及元气精血，阴虚及阳，终至阴阳两虚。临床可按以下六种类型辨证施治：

**肺热伤津**

治法：清热润肺，生津止渴。

方药：消渴方《丹溪心法》加减。

处方：天花粉、生地黄各 30g，黄连、藕汁各 10g。

方解：方中重用花粉生津止渴，黄连清热降火，生地黄、藕汁养阴增液。

加减：口干甚者加麦冬、葛根各 15g，以生津止渴；大便干燥者加玄参 20g，决明子 15g，以润肠通便，增水行舟。

**胃燥伤液**

治法：清胃泻火，养阴增液。

方药：玉女煎《岳景全书》加减。

处方：石膏 30g，知母、麦冬、生地各 15g，牛膝 10g。

方解：方中石膏、知母清肺胃之热，生地、麦冬益肺胃之津，牛膝引热下行，诸药合用，共奏清热泻火养阴增液之功。

加减：大肠燥热便结者加大黄 6g（后下），火麻仁 10g 以泻下清热；津伤便难者加玄参 30g，决明子 30g 以润肠通便；

牙龈肿痛者加栀子 10g，蒲公英 10g 以清热解毒。

**肾虚伤精**

治法：滋阴固肾填精。

方药：知柏地黄丸（《医宗金鉴》）。

处方：知母、黄柏、丹皮、茯苓、泽泻各 10g，生地 20g，山茱萸、山药各 15g。

方解：方中知母清润滋阴补肾，山药养脾阴而摄精微，山茱萸固肾益精而使水谷精微不致下注。

加减：烦渴多饮者加天花粉 30g 以生津止渴；失眠加百合 10g）以养心安神；或加二至丸（女贞子、旱莲草各 10g 以滋养肾阴；视力欠佳者加枸杞子 12g，菊花 10g 清肝明目。

**气阴两虚**

治法：益气养阴，健脾滋肾。

方药：生脉散（《备急千金要方》）合六味地黄丸（《小儿药症直决》）加减。

处方：沙参、麦冬、山茱萸各 15g，五味子 6g，山药 20g，丹皮、茯苓、泽泻各 10g，生地 30g。

方解：生脉散能益气敛汗，养阴生津；六味地黄丸滋补肝肾。合并视网膜病变可用杞菊地黄丸。加减：汗出过多者加生黄芪 25g 以补气固表；口干甚者加天花粉 20g，天冬 10g 以生津止渴。

**脉络瘀阻**

治法：活血化瘀，疏通脉络。

方药：四物汤《太平惠民和剂局方》加味。

处方：川芎 6g，当归、赤芍、益母草各 10g，生地 20g，丹参 15g。

方解：四物汤补血活血行血，血行则瘀去，瘀去则脉通，丹参活血祛瘀，改变血流黏稠度，提高组织供血能力。益母草既可活血祛瘀又可消肿，诸药并用对改善脉络瘀阻起着协同作用。加减：胸痛甚者加元胡 10g 以活血止痛；半身不遂加蜈蚣 2 条，地龙 10g，或加水蛭 5g 以疏通脉络；头昏耳鸣甚加红花 10g、石决明 30g（先煎）以活血去瘀、清肝明目；或加石菖蒲 6g，葛根 15g 以宣中辟浊、解肌通脉；视物模糊加密蒙花、菊花各 10g，枸杞子 15g 以养肝明目。

**湿热中阻**

治法：清热化湿，降糖止渴。

方药：黄芩滑石汤（《中医方药学》）加减。

处方：黄芩、茯苓、猪苓各 10g，大腹皮 6g，白豆蔻 5g，滑石、葛根各 15g，天花粉 20g。

方解：黄芩滑石汤为清热利湿之剂，方中黄芩、滑石清热祛湿，茯苓、猪苓健脾利湿，大腹皮利水消肿，白豆蔻芳香化湿，全方共奏清热化湿之效。加入葛根、天花粉醒脾生津，止渴降糖。湿热中阻属消渴变证，在治疗变证时应注意消渴本证，可标本同治。

加减：全身胀痛甚加苍术 6g 以燥湿止痛；渴而口甜者加茵陈、白术各 10g 以清热利湿；呕恶者加藿香（后下）、竹茹各 6g 以芳香化湿，和胃止呕。

## 是否有某种中药可根治糖尿病？

糖尿病是一种慢性非传染性疾病，需要终身的治疗，根据现在的科技手段，还没有明确任何一种治疗方式可以根治糖尿病。很多患者在发病初期缺乏糖尿病知识，在病情控制不好，甚至发生严重并发症时，非常容易轻信虚假广告、盲目求医，尤其是老年人更容易偏听偏信。结果不仅花了大把大把的钱，而血糖反而控制的越来越差，导致病情进一步恶化，最可惜的是错过了最佳的治疗时机，造成终生的遗憾。因此，糖尿病患者应该加强自我管理，积极获取科学的糖尿病防治知识，并在医生的专业指导下合理治疗才是最明智的办法。

## 为什么糖尿病患者容易发生感染？

1. 高血糖为糖尿病的重要特征，糖尿病患者更易发生感染。首先，高血糖抑制了白细胞的吞噬作用，降低了抗感染的能力。其次，肺炎双球菌、大肠杆菌及其他革兰阴性杆菌，它们在高浓度的葡萄糖组织中极易生长，因此，皮肤感染、肺炎、泌尿系感染在糖尿病患者中极为常见。

2. 糖尿病患者体内代谢紊乱，抗病能力显著下降，尤其在酮症酸中毒时，粒细胞功能受到抑制，白细胞吞噬能力减弱，炎症反应性明显下降，抗体生成亦降低。

3. 糖尿病容易发生血管病变，血流障碍，不但影响白细胞的吞噬功能，还可因为组织缺血、缺氧，有利于厌氧菌的生长，可发生组织变性和坏疽，这种现象多见于糖尿病足、糖尿病下肢血管病变。

4. 糖尿病并发神经病变的患者，多伴有神经源性膀胱、尿潴留，加之尿糖增多，有利于泌尿道的细菌生长，易上行感染而导致肾盂肾炎。

## 糖尿病患者容易发生哪些感染？

糖尿病患者因为血糖水平高，容易发生感染，主要是以下几类：

1. 呼吸道感染。糖尿病患者容易得急性或慢性支气管炎、肺炎、肺结核等。如肺结核的发生率比非糖尿病者高 2～4 倍。

2. 泌尿系感染。发生率仅次于呼吸道感染,老年人和女性尤其多见。常见症状有尿频、尿痛、尿急、发热、全身不适等。

3. 皮肤感染。可发生各种化脓性感染,如毛囊炎、疖、痈、蜂窝织炎等。真菌感染也是常见的皮肤感染致病菌,表现为足癣、手癣、妇女外阴部白色念珠菌感染等。

4. 下肢坏疽。糖尿病患者下肢多有神经病变和血管病变,足部容易受损导致感染,而且感染易于扩散,难以愈合,甚至造成下肢坏死。

5. 糖尿病患者还容易发生牙周炎和牙龈炎,且手术后感染的危险性高,发生败血症的机会也比一般人高。

## 如何防止糖尿病合并感染的发生?

1. 积极治疗糖尿病,尽量使血糖得到满意控制,纠正代谢紊乱,这是最根本的办法。

2. 坚持参加适当的体育锻炼,增强体质,增加机体抗病能力。保证充分的睡眠、休息,预防感冒。

3. 注意卫生,特别是饮食卫生,勤洗澡,勤换衣,勤刷牙,搞好口腔卫生及手、足、头发卫生,及时治疗甲沟炎、鸡眼、胼胝、脚癣、甲癣等感染,以防细菌入血。妇女应经常保持外阴清洁。合并末梢神经炎病变者,避免因热水袋引起烫伤。

4. 发生急性感染后,要及时就医。已用胰岛素治疗者,可适当增加剂量,以防病情恶化。未用胰岛素治疗者,必要时可改用胰岛素治疗。

## 为什么说感染可以加重糖尿病?

**血糖升高**

糖尿病患者感染后升糖激素分泌增加，包括皮质醇、生长激素、儿茶酚胺、胰高血糖素及泌乳素等，促进糖异生、肝葡萄糖输出增多或抑制胰岛素分泌和/或在受体水平拮抗胰岛素等不良作用，使血糖进一步升高。此外，感染时某些细胞因子如肿瘤坏死因子、白细胞介素等分泌增加，抑制胰岛素受体酪氨酸激酶活性，也是引起胰岛素抵抗的因素之一。

**诱发糖尿病急性并发症**

主要有酮症酸中毒，非酮症高渗性昏迷及乳酸酸中毒。感染是导致这些急性并发症的最常见的诱因。患者出现急性并发症时又极易发生感染，两者互为因果。

**糖尿病慢性并发症恶化**

原有糖尿病大血管及微血管病变者，在感染后可促使这些慢性并发症急剧恶化。如原有肾脏病变者可诱发肾功能衰竭，原有心脑动脉硬化者可诱发心肌梗死、心源性休克、脑梗死等。

## 为什么老年糖尿病患者易合并感染且症状不典型？

老年糖尿病患者应激功能下降，高血糖容易造成细菌繁殖，"糖毒性"影响免疫蛋白功能的发挥，这三个方面是老年糖尿病患者容易出现感染的主要原因。需要注意的是，这部分患者在出现感染后症状不明显，比如，有的患者在感染后体温正常、白细胞不升高，有的患者在泌尿系感染后不出现尿频、尿急等尿道刺激症状。因此，我们提醒老年糖尿病患者，如果出现血糖波动，或者血糖突然升高、厌食、全身乏力、咳嗽反复不愈等情况，一定要及时就医，排除感染。否则感染会迁延成难治性感染，还会造成糖尿病酮症酸中毒、高渗性昏迷等，危及患者生命。

## 糖尿病患者常见的呼吸系统感染有何表现？

呼吸系统的感染包括上呼吸道感染、支气管炎、肺炎、肺脓肿等非特异性感染，也包括特异性感染肺结核。常见致病菌有肺炎球菌、链球菌和金黄色葡萄球菌，克雷伯菌也较为常见，还可由革兰阴性菌所引起。糖尿病合并肺炎是严重的，尤其是老年人，易发生中毒性休克。

糖尿病患者最常见的肺部感染是肺炎，常见致病菌是肺炎双球菌、链球菌、葡萄球菌和克雷伯菌等，部分由革兰阴性菌引起。凡临床怀疑感染的患者应立即拍摄胸片、做痰涂片和培养，并开始治疗。疑为革兰阳性菌首选青霉素类或头孢类抗生素，革兰阴性菌则首选头孢三、四代抗生素，然后根据病原学结果及治疗反应酌情调整抗生素。

## 糖尿病患者尿路感染有何表现？

糖尿病患者易并发尿路感染，女性发病率明显高于男性，约为男性的8倍，比非糖尿病女性患者高2～3倍。临床上以无症状性菌尿、膀胱炎和肾盂肾炎最常见，偶可并发急性肾乳头坏死，易发展成败血症。其中约25%的患者表现为无症状性菌尿，若合并存在继发于糖尿病的神经源性膀胱、尿潴留，则更容易发生尿路感染。革兰阴性菌是最常见的致病菌，其中以大肠杆菌最常见，其次是副大肠杆菌、克雷伯菌、变形杆菌等，革兰氏阳性菌较少见，主要是粪链球菌和葡萄球菌，真菌感染也可见到，可能与不适当地应用广谱抗生素有关。

对于无症状的菌尿不宜长期使用抗生素，如发生肾盂肾炎则必须应用抗生素，且需住院治疗，在进行清洁中段尿培养、菌落计数和药敏试验后应立即进行经验性抗菌治疗，并需仔细检查以找出可能存在的感染因素，并予矫正。如果根据药敏试验应用了足量、敏感抗生素，但仍疗效不佳，则需考虑肾或肾周脓肿，在这种情况下应结合外科治疗。

### 为什么要警惕皮肤和软组织感染？

由于周围血管神经病变，糖尿病患者的皮肤较易损伤，且不容易发现和自愈，因此，糖尿病患者易发生多种皮肤及软组织感染，临床上以疖、痈、毛囊炎、汗腺炎、头部乳头状皮炎等细菌感染为多见。其危害性表现如下：

1. 当皮肤感染严重时，可加重糖、脂肪、蛋白质代谢紊乱，促使糖尿病病情加重，使病情变化迅速，难以控制。

2. 在皮肤感染导致糖尿病病情加重的基础上，可诱发酸中毒和败血症，以致威胁患者的生命。

3. 如下肢皮肤感染严重时，可使皮肤损害不易痊愈，易发生溃疡坏疽甚者截肢。

### 为什么说糖尿病患者应警惕肺结核的产生？

糖尿病患者是结核病的易感者，结核病的发病率和患病率分别是非糖尿病患者的3~4倍和3.2~9.8倍，糖尿病合并肺结核随年龄增加而增加，与糖尿病流行病发病年龄相符合，以男性为主，可能与男性外界活动范围广，接触传染源机会多，体力劳动多，吸烟等生活习惯有关。糖尿病合并肺结核以暴发型肺结核多见，易出现大片干酪样组织坏死伴溶解播散病变及迅速形成空洞。当糖尿病患者出现体重明显下降，呼吸道与结核中毒症状（如咳嗽、发热、盗汗、食欲不振等）时，应警惕并发肺结核。糖尿病患者易患肺结核有几个原因：

1. 在高血糖环境中有利于结核菌的生长和繁殖。

2. 糖尿病患者由于脂肪的代谢紊乱，甘油三脂水平上升，给结核菌的生长提供了营养环境。

3. 糖尿病患者常缺乏维生素 A 和维生素 B，因而易削弱呼吸道抵抗力，有利于结核病的感染及发展。

4. 糖尿病患者营养不良，免疫功能低下，也易发生结核病。

### 糖尿病合并肺结核的治疗原则是什么？

1. 治疗时须首先控制糖尿病，一般应使用胰岛素使血糖达标。

2. 糖尿病并发肺结核的治疗，需遵守早期、联用、规律、适量、全程的原则，即早期治疗、采用两种或两种以上抗结核药物联合应用、用药剂量适宜、规律且不能提早停药、随意更换药物。

3. 抗结核治疗时间应长于单纯肺结核，一般抗痨治疗应坚持 1 年半以上。

4. 糖尿病合并出现的肺结核，需定期复查。

### 什么是糖尿病肾病？

肾脏是可过滤血液、通过尿液排泄人体不需要的代谢产物以及多余的盐分、水分的重要器官。过滤能力约为 0.125 升/分。肾脏功能是由位于肾脏内的数量众多的肾小球组织来实现的。肾小球是一团毛细血管网，而糖尿病会损伤血管，当然会对肾小球带来恶劣影响，会使肾脏的过滤功能逐渐衰减，造成肾功能衰竭，这就是糖尿病肾病并发症。

肾脏包括左右双肾，炎症或肿瘤多发于单侧肾脏，而糖尿病肾病由于发病机制的原因，会同时损害左右双肾。糖尿病肾病是糖尿病慢性微血管并发症之一，指糖尿病引起的肾小球基底膜增厚、系膜扩张及基质增生。早期表现为微量白蛋白尿，继之出现临床蛋白尿，可致进展性肾功能损害。目前尚缺乏有效的治疗手段来阻止糖尿病肾病的进展，病人一旦发生肾脏损害，病情往往呈进行性发展，直到发展为尿毒症。

流行病学调查发现，病程在 10～20 年的糖尿病患者，无论年龄大小，约有 40%～50%可发展成糖尿病肾病。而接受肾功能衰竭人工透析治疗的糖尿病患者人数占所有人工透析患者的 20%以上。每年新增开始接受人工透析治疗的糖尿病肾病患者人数占所有年新增人工透析患者的 41%，这些统计数据每年都在增加。目前尚缺乏有效的治疗手段阻止糖尿病肾病的进展，病人一旦发生肾脏损害，病情往往呈进行性发展，直到发展为尿毒症。

## 糖尿病肾病的发展过程如何？糖尿病肾病分几期？

糖尿病肾病在血糖控制不良时很可能发病，除此之外，高血压也与肾功能恶化有关系。糖尿病易合并发生高血压，当糖尿病肾病发生时会导致肾功能衰退，从而促进高血压的发展。糖尿病肾病 I－II 期患者常无自觉症状，临床很难发现。III 期患者开始出现微量白蛋白尿，肾小球的功能也基本正常，患者不会有任何异常感觉。肾病的进展是渐进性的。IV 期时出现持续性蛋白尿、肾小球过滤值明显降低。肾病 V 期是肾功能衰竭的末期，由于肾功能基本衰竭，必须依靠人工透析来维持患者生命。

糖尿病肾病从Ⅲ期发展至肾功能衰竭状态需数年时间，发展至终末期又需要几年时间，从开始发病起，病程可长达20年以上，一般不会急性发病、恶化。糖尿病肾病的发展过程如下：

Ⅰ期：无明显临床表现，仅表现为肾小球滤过率增高，病理可见肾小球肥大。

Ⅱ期：临床亦无明显症状，部分患者可表现为运动后蛋白尿，肾小球滤过率增高或正常，病理表现为肾小球系膜细胞增生、肾小球硬化和基底膜增厚，病变可逆。

Ⅲ期：微量白蛋白尿期：持续性微量白蛋白尿是该期主要临床表现，部分患者可有血压的轻度升高，GFR（肾小球滤过率）大致正常。病理表现为肾小球系膜细胞增生和基底膜增厚较2期严重，可见部分肾小球硬化，灶状肾小管萎缩及肾间质纤维化。

Ⅳ期：临床肾病期：尿常规蛋白阳性，血压升高，肾小球滤过率下降。病理表现肾小球基底膜明显增厚，系膜细胞及系膜基质明显增加。

Ⅴ期：肾衰竭期：肾小球滤过率进行性下降和血压升高，持续蛋白尿，低蛋白血症，水肿，此期患者常伴发视网膜病变。病理表现为多数肾小球硬化，多灶性肾小管萎缩及肾间质广泛纤维化。

### 怎样早期发现糖尿病肾病？

糖尿病肾病极具隐蔽性，在其发生早期往往毫无症状而不易被察觉，一旦患者出现临床症状时，往往已进入中晚期甚至已发展为肾衰竭，而失去逆转的可能性。因此，如何早期发现糖尿病肾病是很多糖尿病患者关心的问题。

高血糖使流过肾小球的血液增多，肾小球内的压力升高，使它超负荷运转，长此以往，肾脏不堪负担，出现蛋白尿、肾小球硬化和功能衰竭。微量白蛋白尿是糖尿病损伤肾脏的最早期和最重要的临床证据，糖尿病患者应该将尿微量蛋白检测作为长期常规检查项目，每3～6月检测一次，这是目前能尽早发现早期糖尿病肾病的主要手段。

最好留取24小时的尿液做尿中白蛋白的定量检查。

留尿方法：早晨起床后排空膀胱，当日正常治疗和饮食，不做剧烈运动和较大体力劳动，从第二次尿到次日起床后的第一次尿把尿液全部收集起来送到医院检测。

正常尿中微量白蛋白小于30mg/24h，微量蛋白尿期指尿中微量白蛋白在30～300mg/24h之间，临床蛋白尿期则微量白蛋白大于300mg/24h和/或总蛋白大于0.5g/24h。如半年内有两次尿微量白蛋白在30～300mg/24h之间，并排除其他因素如发烧、感染、心衰等，即可诊断为早期糖尿病肾病。此时是糖尿病肾病唯一可逆转期，积极控制血糖并服用血管紧张素转换酶抑制剂或血管紧张素Ⅱ受体阻滞剂减少微量白蛋白尿，可避免其进一步发展。

此外，在糖尿病肾病早期通过B超或X射线检查，可以发现肾脏比正常同龄人的大，同时肾小球滤过率高于正常。因此糖尿病患者应定期检查肾脏大小，有条件者定期检测肾小球滤过率，还可作运动激发试验观察尿蛋白是否转为阳性等，均有助于早期发现糖尿病肾病。

总之，糖尿病患者应定期做尿微量白蛋白等检测，可早期发现糖尿病肾病。对疾病的早期治疗、延缓病情进展、提高患者生存质量，具有非常重要的意义。

## 糖尿病患者出现肾脏问题都是糖尿病肾病吗？

糖尿病肾病是糖尿病常见的并发症，但并不是糖尿病患者出现了肾脏问题都是糖尿病肾病，糖尿病患者出现以下几种情况时，一般不考虑糖尿病肾病。

1. 尿中红细胞增多或潜血阳性；

2. 患者有血肌酐升高或肾脏形态异常，但不伴蛋白尿；

3. 肾脏病变明显但没有糖尿病视网膜病变的表现；

4. 另外，当患者出现大量蛋白尿或同时合并其他容易累及肾脏的疾病时，均应注意除外非糖尿病肾病。

糖尿病患者有时可合并存在与糖尿病无关的肾小球疾病或其他肾脏疾病，有研究报道，糖尿病肾病替代治疗病人中20%为与糖尿病肾病无关的肾小球疾病。凡有以下情况者必须认真进行检查：

1. 糖尿病病史＜10年，呈现大量蛋白尿或肾病综合征；

2. 无糖尿病视网膜病变；

3. 尿镜检有大量红细胞，特别是红细胞管型；

4. B超示双肾大小不对称，肾脏外形不规则或缩小。

对有上述情况者应仔细鉴别，必要时应作肾活检协助明确诊断。

## 怎样治疗糖尿病肾病？

1. 生活方式的改变：如合理控制体重、糖尿病饮食、戒烟及适当运动等。

2. 低蛋白饮食：临床糖尿病肾病期时应实施低蛋白饮食治疗，肾功能正常的患者饮食蛋白量为每日每公斤体重0.8

克；在肾小球滤过率下降后，饮食蛋白量为 $0.6\sim0.8g/d\cdot kg$。蛋白质来源应以优质动物蛋白为主。如蛋白摄入量小于 $0.6g/d\cdot kg$，应适当补充复方 $\alpha$-酮酸制剂。

3. 控制血糖：肾功能不全的患者可以优先选择从肾脏排泄较少的降糖药，严重肾功能不全患者应采用胰岛素治疗，宜选用短效胰岛素，以减少低血糖的发生。

4. 控制血压：大于 18 岁的非妊娠患者血压应控制在 130/80mmHg 以下。降压药首选血管紧张素转换酶抑制剂或血管紧张素受体阻断剂，血压控制不佳者可加用其他降压药物。

5. 纠正血脂紊乱。

6. 控制蛋白尿：自肾脏病变早期阶段（微量白蛋白尿期），不论有无高血压，首选血管紧张素转换酶抑制剂或血管紧张素 Ⅱ 受体阻滞剂减少尿白蛋白。因该类药物可导致短期肾小球滤过率下降，在开始使用这些药物的前 $1\sim2$ 周内检测血清肌酐和血钾浓度。

7. 透析治疗和移植：对糖尿病肾病肾衰竭者需透析或移植治疗，并且糖尿病肾病开始透析要早。一般肾小球滤过率降至 $15\sim20ml/min$ 或血清肌酐水平超过 $442\mu mol/L$ 时应积极准备透析治疗，透析方式包括腹膜透析和血液透析。有条件的糖尿病患者可以肾移植或胰－肾联合移植。

### 糖尿病患者一旦出现微量蛋白尿，就需远离豆制品吗？

糖尿病肾病是临床常见和多发的糖尿病并发症，其发生率随着糖尿病的病程延长而增高。糖尿病早期肾体积增大，肾小球滤过率增加，呈高滤过状态，以后逐渐出现间隙蛋白尿或微量白蛋白尿，随着病程的延长出现持续蛋白尿、水肿、高血压、肾小球滤过率降低，进而肾功能不全、尿毒症，是糖尿病主要的死亡原因之一。

由于长期采取高蛋白膳食，可能加重肾脏的高滤过状态，同时增加体内有毒的氮质代谢产物的产生和潴留，从而导致肾功能的进一步损害，因此我们主张适量限制膳食中的蛋白质，以减少肾脏损害。每日摄入蛋白质量大致如下：

尿蛋白正常者约 1.0～1.2g/d·kg，微量蛋白尿者 0.8～1.0g/d·kg，大量蛋白尿者约 0.6～0.8g/d·kg，肾功能衰竭者要限制在每公斤体重 0.6 克以下，应该根据患者的理想体重计算。还要注意质的控制。糖尿病肾病患者进食蛋白质应以高生物价的优质蛋白为主，如瘦肉、鱼肉、蛋清。

但认为糖尿病肾病患者应远离或绝对禁止使用豆制品则是个误区。长期以来肾病患者不能吃豆制品已被广泛传播。许多肾脏病患者都被告知"不能吃豆制品，豆制品会损伤肾脏"。然而，现代医学研究认为，豆制品中的蛋白质虽属植物蛋白，但也是一种优质蛋白质，相对于谷类和蔬菜，它含必需氨基酸仍较多，此外它还可以提供钙、维生素、异黄酮等有益健康的物质。所以，糖尿病肾病患者可根据病情适量选用，不必视豆制品为大敌而绝对禁止。只是选用豆制品时应与肉蛋类食品进行互换，防止蛋白质总量超标。

### 为什么糖尿病患者容易发生糖尿病性心脏病？

糖尿病心脑血管并发症是糖尿病致命性并发症。主要表现于主动脉、冠状动脉、脑动脉粥样硬化，以及广泛小血管内皮增生及毛细血管基底膜增厚的微血管病变。由于血糖升高，红细胞膜和血红蛋白糖化，导致血管内皮细胞缺血、缺氧及损伤，从而引起血管收缩与扩张不协调、血小板积聚、脂质在血管壁的沉积，形成高血糖、高血脂、高粘血症、高血压，致使糖尿病心脑血管病发病率和死亡率呈指数上升。心脑血管病包括冠心病（心绞痛、心肌梗塞）、脑卒中（脑血栓形成、脑出血）和糖尿病心肌病（可导致心力衰竭、心律失常）。糖尿病患者心、脑血管病并发率和病死率为非糖尿病患者的 3.5 倍，是 2 型糖尿病最主要的死亡原因。

### 糖尿病性心脏病有哪些临床表现？

糖尿病引起冠状动脉病变，一般冠状动脉狭窄要超过 70%～75%，才会引起心肌缺血，病人才会产生心绞痛的症状。冠心病可分为以下几种：第一种是心绞痛，第二种叫做心肌梗死，第三种是无症状性缺血，第四种叫做缺血性心肌病。糖尿病冠状动脉病变临床典型的病变就是心绞痛，典型的心绞痛特点是疼痛的部位一般都是在胸口的正中，或者偏左边；疼痛的性质是一种钝痛；疼痛一般是五分钟以内，不会只有几秒钟。当存在自主神经病变时，发生心绞痛或心肌梗塞时可以是无痛性的，体格检查难以检出缺血性心脏病。

### 糖尿病性心脏病和非糖尿病性心脏疾病相比有哪些不同之处？

糖尿病是心血管疾患的独立危险因素之一。空腹血糖和餐后 2 小时血糖升高，即使未达到糖尿病诊断标准，也和发生心血管疾病的危险性增加相关。心血管病变是糖尿病患者的主要健康威胁。糖尿病患者发生心血管疾病的危险性增加 2～4 倍，且病变更严重、更广泛、预后更差、发病年龄更早。中华医学会糖尿病学分会慢性并发症调查组报告 2 型糖尿病并发症患病率分别为：高血压 34.2%，脑血管病 12.6%，心血管病 17.1%，下肢血管病 5.2%。对心脑血管疾病防治所需的医疗支出，占糖尿病医疗费用中最主要部分。单纯强化降糖治疗不能显著减少糖尿病大血管并发症发生的风险。因此，对糖尿病大血管病变的预防，需要全面评估和控制心血管病危险因素，如高血压和血脂异常，并进行适当的抗凝治疗。

### 糖尿病性心脏病发作时有哪些表现？

糖尿病患者急性心肌梗死的发病率高于非糖尿病患者，这已得到公认。症状常不典型，约有 42% 可无心绞痛。老年糖尿病患者发生心肌梗死时症状不典型及无心绞痛决非偶然现象，它主要是因为老年人痛觉反应迟钝和糖尿病性自主神经病变所致。易导致严重的心功能不全、心源性休克、心脏破裂、猝死和严重的心律失常。出现上述表现的主要原因是糖尿病患者的冠状动脉病变多为多支严重狭窄，易发生冠状动脉血栓，同时，微血管病变可引起侧支循环障碍，造成大面积心肌梗死所致。

糖尿病性心肌病起病较缓慢，与糖尿病病程相关，常与糖尿病性肾病、视网膜病变并存。早期可有心慌、胸闷；晚期则有气急、全身水肿和肝脾大，甚至端坐呼吸等充血性心力衰竭的症状。部分病人可出现体位性低血压、栓塞或猝死。

糖尿病早期可累及迷走神经，因而交感神经常处于相对兴奋状态，因此，心率可增快，在休息状态下心率>90 次/分，甚至达 130 次/分；晚期常有体位性低血压。若神经病变严重，可同时累及交感神经，此时患者的心率易受外界各种条件反射的影响。患者还可伴有其他内脏神经受损的表现，如面颊部、上肢多汗，恶心、厌食、尿潴留、尿失禁等。当同时出现缺氧、呼吸反射调节受损时可致心脏性猝死。

### 怎样预防和延缓糖尿病性心脏病的发生和发展？

糖尿病除了严格控制血糖外，要严格控制血脂、血压，还要及时纠正体内的高血黏、高血凝、高胰岛素血症状态。这正是预防糖尿病性心脏病要注意的。看病时不要仅仅查一下血糖，特别是只查空腹血糖，还要想方设法把上述其他指标都控制到正常或接近正常范围，至少也要严格控制最常见的高血糖、高血脂、高血压、高血黏度、高血凝状态、高胰岛素血症等，才能减少或减缓糖尿病性心脏病的发生、发展。

### 糖尿病合并高血压有哪些危害？

高血压与糖尿病紧密相关。高血压患者发生心血管疾病的风险是血压正常者的2～4倍，2型糖尿病又是高血压人群心血管风险的2倍，因此，糖尿病合并高血压患者发生心血管疾病的风险是正常人的4～8倍。约75％的糖尿病患者血压高于130/80 mmHg，这部分患者是心血管死亡的高危人群。糖尿病合并高血压患者接受降压治疗，进行药物选择时应全面考虑降压目标、代谢影响、心肾保护作用及药物安全性及患者耐受性等。对于高血压患者，应重视早期干预糖代谢异常。高血压一旦合并糖尿病即为高危/极高危患者，心血管事件风险极高。临床应将积极筛查糖尿病患者的高血压，尽早诊断、尽早治疗，降低心血管疾病和肾病的风险。

## 高血压与糖尿病有哪些相似之处？

高血压和糖尿病都受遗传及环境因素两方面的影响，不少人有家族史。不良的生活习惯（如运动少、营养过剩、高钠饮食等）和不利的环境因素（如生活工作高压力的应激状态等）是二者发病的共同环境危险因素。

二者均偏爱胖子，高血压病病人中有 50％以上是肥胖者，而肥胖人中 44％患 2 型糖尿病，体重超重者患 2 型糖尿病是体重正常者的 3 倍。随着生活水平的提高，肥胖者增多，我国新发糖尿病及高血压病病人都呈逐年上升的趋势。

二者都常首次以脑梗死、脑出血或肾功能衰竭等就诊。因此二者都可以称之为"无声的杀手"。

二者都容易造成心、脑、肾、大小血管受损，尤其是肾脏受损。无论糖尿病或高血压病都会出现微量白蛋白尿。微量白蛋白尿既是衡量高血压病人或糖尿病患者早期肾脏损伤的一个指标，也是反映高血压病人最近数月内血压控制不良的一个指标。二者若同时存在，则肾脏损伤会加倍发展，甚至肾功能衰竭。

二者均随着年龄老化而患病率上升。65 岁以上者有 50％以上患有高血压病，55 岁以上的人未来发生高血压的机会有 90％。而糖尿病，尤其是 2 型糖尿病有 87％在 40 岁以后发病。上海市 60 岁以上人群患病率为 17％。有报道，60 岁以上的糖尿病患者 60％～100％均有不同程度的高血压。

## 怎样用药物治疗高血压合并糖尿病？

### 血压控制目标

糖尿病患者血压控制＜130/80 mmHg，对合并肾损害且蛋白尿＞1 g/d者，血压应＜125/75 mmHg。降压目标应遵循个体化原则以确保安全，尤其对老年患者。

**治疗方案**

包括非药物治疗和药物治疗。非药物治疗包括控制体重、合理饮食（尤其是限盐）、适当运动、心理治疗和戒烟限酒。降压药物治疗包括以下几种：

1. 肾素-血管紧张素-醛固酮（RAS）阻断剂：推荐血管紧张素转换酶抑制剂（ACEI）和血管紧张素Ⅱ受体阻滞剂（ARB）为糖尿病合并高血压的初始降压药或基础用药，但不推荐二者联用。在应用 ACEI 或 ARB 的基础上利尿剂、钙通道阻滞剂（CCB）和β受体阻滞剂常适当联用。

2. 利尿剂：噻嗪类利尿剂可作为糖尿病患者联合降压治疗方案的选择用药。对糖尿病合并高容量性高血压、水钠潴留及心功能不全者加用少量噻嗪类利尿剂，对糖尿病合并心衰、严重水肿者可适当选择袢利尿剂，如呋塞米等；作为联合用药，建议应用小剂量利尿剂氢氯噻嗪或吲达帕胺类药物。

3. 钙通道阻滞剂：CCB 可作为糖尿病高血压患者可选择的联合降压药物，尤其对糖尿病合并冠心病、心绞痛或既往有心肌梗死者，可作为初始用药。CCB 可降低尿蛋白，与 ACEI 或 ARB 联合应用效果更佳。

4. β受体阻滞剂：对糖尿病高血压患者，不应将非选择性β受体阻滞剂作为首选药物；对年轻、心率较快、β受体高敏状态、无其他并发症的糖尿病高血压患者或伴心肌梗死或心绞痛及慢性心衰者可适当选用。

5. α受体阻滞剂：不推荐作为糖尿病高血压患者常规用药，仅对重症或顽固性高血压、合并心衰和（或）糖尿病、合并原发性醛固酮增多症患者，在其他降压药不能有效控制血压或患者不能耐受时选用。

### 防治高血压的非药物措施有哪些？

1. 减重：减少热量，膳食平衡，增加运动，体重指数（BMI）保持在 20～24。

2. 膳食限盐：北方首先将每人每日平均食盐量降至 8g，以后再降至 6g；南方可控制在 6g 以下。

3. 减少膳食脂肪：总脂肪＜总热量的 30%，饱和脂肪＜10%，增加新鲜蔬菜每日 400～500g，水果 100g，肉类 50～100g，鱼虾类 50g，蛋类每周 3～4 个，奶类每日 250g，每日食油 20～25g，少吃糖类和甜食。

4. 增加及保持适当的体力：活动如运动后感觉自我良好，且保持理想体重，则表明运动量和运动方式合适。

5. 保持乐观心态和提高应激能力：通过宣教和咨询，提高人群自我防病能力。提倡选择适合个体的体育、绘画等文化活动，增加老年人社交机会，提高生活质量。

6. 戒烟、限酒：男性每日饮酒精＜20～30g，女性＜15～20g。

### 何谓糖尿病性脑血管病，包括哪些疾病？

糖尿病性脑血管病是近年来提出的一新概念，是糖尿病与脑血管病的叠加，无论是在糖尿病的基础上发生脑血管病，还是患脑血管病后又证实有糖尿病，均可诊断为糖尿病性脑血管病。糖尿病性脑血管病是糖尿病的严重并发症，已成为糖尿病患者致死或致残的主要原因。低血糖性脑病又是糖尿病患者的又一严重并发症，其发病突然，并有意识障碍或肢体瘫痪，极易误诊为脑血管病，若处理不当，后果严重。

糖尿病性脑血管病是指由糖尿病所并发的脑血管病，在糖、脂肪、蛋白质等一系列代谢紊乱的基础上，所发生的颅内大血管和微血管的病变。脑血管病发生随年龄增大而发病率增高，特点以缺血性脑血管病为主，发病率大于90%，急性脑血管病合并糖尿病少数表现为蛛网膜下腔出血和脑出血。糖尿病患者脑血管病发生率较非糖尿病患者高出一倍。其临床特点是脑梗塞、脑血栓形成等缺血性病变多见，而脑出血较少。另外在糖尿病脑血管病变中，中小动脉梗塞及多发性梗塞多见，椎－基底动脉系统比颅内动脉系统多见。

### 导致糖尿病性脑血管病的危险因素是什么？

糖尿病患者为什么容易得脑血管病，主要有以下几点原因：

1. 高血糖：高血糖可影响急性缺血性脑卒中的严重程度、预后和复发率。高血糖可使脑梗死面积扩大，加重脑水肿。

2. 高胰岛素血症：胰岛素抵抗和高胰岛素血症与高脂血症、动脉粥样硬化的发生密切相关。

3. 高血压：高血压是脑血管病极其重要的危险因素。糖尿病合并高血压患者发生脑卒中后，临床恢复及预后较差，早期复发率高。

4. 脂类代谢异常：糖尿病常伴有脂类代谢异常，表现为总胆固醇、甘油三酯、低密度脂蛋白升高，高密度脂蛋白下降，促进血管硬化。

5. 血液流变学异常，血液黏稠度增高：高血糖可增加血液黏稠度，使血小板粘附和聚集增加，红细胞变形能力和纤溶活性下降。这些改变影响血液流变学，促进血栓形成。

## 糖尿病并发症脑血管病时有哪些表现?

约70%糖尿病患者发病前会有先兆出现,但约30%发病前几乎没有任何先兆。

1. 头晕突然加重,甚至会有剧烈的头痛或颈项部疼痛;

2. 记忆力减退;

3. 肢体麻木或半侧面部麻木,或舌麻、口唇发麻,或一侧肢体麻木;

4. 突然一侧肢体无力或活动失灵,且反复发生;

5. 突然性格改变或出现短暂的判断力或智力障碍,性格也一反常态,突然变得沉默寡言、表情淡漠,行动迟缓或多语易躁,也有的出现短暂的意识丧失,这也和脑缺血有关;

6. 突然或暂时性言语不流畅,吐字不清,并且会流口水;

7. 突然出现原因不明的跌倒;

8. 出现昏昏沉沉的嗜睡状态;

9. 突然出现一时性视物不清或自觉眼前一片黑朦。甚至暂时性失明;

10. 恶心、呃逆或喷射性呕吐,或血压波动;

11. 鼻出血,尤其是频繁的鼻出血,常为糖尿病性高血压脑出血的近期先兆。

如果患者出现上述症状,一定要警惕,以免耽误治疗时机。

## 什么是低血糖性脑病?

低血糖性脑病系指各种原因引起的血葡萄糖浓度过低,氧化酶法测静脉血浆葡萄糖浓度低于 2.8 mmoL/L 而引起的一系列交感神经兴奋和中枢神经系统功能紊乱的一组临床综合征。脑部葡萄糖储量耗尽时最终可发生不可逆性脑损害，抢救不及时可致死亡。糖尿病患者，尤其老年糖尿病患者极易发生低血糖脑病，有报道称其发生率约为7.48%～10.35%，也有报道称糖尿病导致低血糖脑病占79.7%。且糖尿病患者发生低血糖性脑病时误诊率高达46.4%。

### 糖尿病性脑血管病急性期治疗应注意什么？

在治疗方面，糖尿病性脑血管病与非糖尿病性脑血管病原则上是相同的，但糖尿病性脑血管病具有一定特殊性，尤其是脑卒中急性期。适宜的血糖控制和严密的血糖监测是糖尿病性脑血管病的治疗基础和预防糖尿病急性代谢紊乱的必要手段，急性期随机血糖一般控制在8.0～10.0mmol/L较为适宜，过分追求血糖完全正常化的结果，常常导致低血糖的发生。调节好血压、应用抗血小板聚集药物，预防急性代谢紊乱和感染等并发症也是治疗的重要环节。目前，尽管对糖尿病性脑血管病预后的结论不一，但早诊断早控制血糖水平和其他危险因素是十分重要的，可以改善糖尿病性脑血管病患者的预后。

低血糖性脑病若诊断明确，治疗相对简单，及时纠正低血糖症，脑损害一般是可逆的，如果低血糖昏迷持续6小时以上，则可导致脑组织不可逆的损害。应积极加以预防，杜绝慢性反复低血糖症引发的脑组织损害。

### 糖尿病性脑血管病患者发生褥疮时怎样护理？

褥疮是脑血管病患者因护理不当最常发生的并发症之一，易在发病后24小时之内和2～4周发生，可引起严重感染，加重病情。因此，防治褥疮对于护理来讲显得尤为重要。

**预防褥疮的皮肤护理**

1. 对于偏瘫或四肢瘫痪的患者严格执行1～2小时翻身一次的制度，做到动作轻柔，严禁在床上拖拉患者，以免发生皮肤擦伤。

2. 保持床单平整，做到无皱褶、无渣屑，及时更换被尿便污染的尿布或中单。

3. 保持皮肤清洁，每日上下午背部护理1次，每周床上擦澡1～2次，在翻身时对骶尾部和骨隆起部位进行按摩。

4. 对于易受压部位或骨隆起部位可放置气枕或气圈，有条件者可使用气垫床或自动翻身床。

**褥疮的护理**

1. 当受压部位出现皮肤发红、肿胀、变硬时，应避免该部位继续受压，局部涂以2%的碘酒或0.5%的碘伏，每日数次。

2. 当皮肤发红区出现水泡时，在无菌操作下抽出水泡内液体，保持表皮完整，局部涂以的0.5%的碘伏，每日数次，保持创面干燥。

3. 当水泡部位出现表皮破损时，局部涂以0.5%的碘伏，每4小时1次。创面可用红外线灯照射，上、下午各1次，每次15～20分钟。

4. 当表皮出现坏死、形成溃疡，面积逐渐扩大、并深达皮下组织时，局部给予3%双氧水去除腐烂组织，再用生理盐水清洁创面，局部涂以0.5%的碘伏，保持创面干燥。每日换药1次。

5. 当溃疡深达肌肉组织时，需做局部清创手术，术前对创面分泌物做细菌培养和药物敏感试验，术后全身应用抗生素，创面用凡士林油纱布覆盖，每日定时换药。

## 怎样预防糖尿病性脑血管病的发生？

首先，应定期做相应检查。例如，通过半年一次的心电图检查，可以发现早期冠心病、心肌炎等并发症；通过半年一次的眼底检查，可以发现早期眼部并发症。其次是要有积极的心态去治疗糖尿病。坚持做到"管住嘴、迈开腿"。"管住嘴"是指控制食物总量，合理进食。低糖、低盐、低脂、高纤维、高维生素，是预防糖尿病的最佳饮食配伍。按照"60/25/15"法则搭配饮食，即60％的碳水化合物、25％的脂肪、15％的蛋白质，多吃各种豆类、蔬菜，多吃李子、柚子等低糖水果。"迈开腿"是指增加体力活动，参加体育锻炼。运动不但可消耗多余的热量和维持肌肉量，而且能提高充实感和愉快感。应长期治疗和控制糖尿病及其并发症，如高血压、心脏病、高脂血症、脑动脉硬化症等危险因素。积极消除情绪波动、过度疲劳、用力过猛、用脑不当等诱发因素。重视和加强对中风各种先兆迹象的发现和预防控制并减少短暂性脑缺血发作，一旦小中风发作，必须立即给予系统的治疗，就有可能避免脑血管病的发生。

## 什么是糖尿病视网膜病变？

在我们的眼睛中有像照相机底片一样重要的视网膜，视网膜是位于眼球内部深处的薄膜，其上分布有视神经，进入眼睛的光线就是在视网膜上成像的。当高血糖状态持续时，该部分的毛细血管会受损，导致产生视网膜病变。糖尿病视网膜病变的发病率非常高，患病率随病程和年龄的增长而上升，2型糖尿病患者约有20％～40％出现视网膜病变，8％有严重视力丧失，目前已成为致盲的最主要原因。

视网膜上分布了许多血管，由于糖尿病患者血液中糖含量增高，使血液粘稠，血小板容易凝集，毛细血管壁遭到破坏，通透性增强，从而导致视网膜缺氧、缺血，而造成视网膜微血管瘤形成、出血、渗出、玻璃体出血，新生血管形成及玻璃体视网膜增殖性改变，造成患者视力损害甚至失明。

### 糖尿病患者为什么要定期去看眼科医生？

糖尿病患者发生眼病的几率明显高于非糖尿病患者，比如眼底血管瘤、眼底出血、泪囊炎、青光眼、白内障、玻璃体浑浊、视神经萎缩、黄斑变性、视网膜脱落等。其中糖尿病视网膜病变是糖尿病患者最常见的眼部并发症，常造成视力减退或失明。血糖控制越差，年龄越大，发病的就越高。

因糖尿病视网膜病变早期常无明显自觉症状，而一旦出现视物模糊、视力减退等症状时，往往已失去最佳治疗时机，因此，糖尿病患者要经常去看医生。一般来说，1型糖尿病患者发病5年后应每年检查一次，2型糖尿病患者从发病起应每年检查一次。出现视物模糊、视力减退、夜间视力差、眼前有块状阴影漂浮、双眼的视野缩小等症状，表示可能已经有糖尿病视网膜病变了，应赶快找医生检查，缩短眼科随诊时间，如每半年或3个月做一次检查，避免视力严重受损。

### 糖尿病视网膜病变进展过程如何？

**单纯性视网膜病变**

最常见于血糖控制状态不良的患者。视网膜毛细血管因高血糖而造成血流不畅，形成毛细血管瘤，最终该部分破裂形成点状或渗出状的小出血。血液会从血管壁渗出，出血被吸收，形成白斑。这些病变变化非常细微，不会对视觉造成任何影响。在单纯性视网膜病变阶段，如果能够进行适当的血糖控制，就可防止病情恶化甚至完全治愈。

### 增生前期视网膜病变

当出现单纯性视网膜病变而未及时处理时，会产生比单纯性视网膜病变阶段更大的出血和白斑。病情继续发展会导致视力下降。针对增生前期视网膜病变的治疗方法不能仅靠控制血糖，还可应用被称为"光凝固"的激光治疗手段。

### 增生性视网膜病变

增生前期视网膜病变的状态进一步恶化时会影响血流，导致视网膜无法获得足够的氧气和营养。人体为了进行补偿，会在视网膜与玻璃体之间以及玻璃体内部产生很多新生血管。而这些新生血管与正常血管不同，不仅纤细而且很脆，很容易破裂。当新生血管出现破裂时，会导致大量出血（玻璃体出血）或视网膜脱落。这将最终导致视力极度降低或完全失明。

## 如何防治糖尿病视网膜病？

1. 控制血糖：将血糖控制到正常或接近正常的水平，这对于早期糖尿病视网膜病变有促进逆转的作用，而长期控制血糖可预防和延缓糖尿病视网膜病变的恶化。

2. 定期检测眼底、视力：新诊断的糖尿病患者必须做眼底检查，留下初始眼底资料，以后作对照。血糖控制良好的患者，每年做一次眼底检查，血糖控制不良的病友，每半年复查一次。

3. 降压降脂治疗：良好的血压、血脂控制有助于改善眼底血管的血液循环，预防糖尿病视网膜病变的发生。

4. 改善眼底微血管循环：可以服用一些能改善眼底微循坏的药物，对于早期微血管瘤有一定的功效。

5. 激光治疗：视网膜病变进入增殖期后，可以选用激光治疗，封闭视网膜新生血管和微血管瘤，以制止玻璃体出血及视网膜水肿的发生。

6. 手术治疗：当视网膜病变发展到非常严重的情况，出现玻璃体大量出血不吸收甚至牵拉视网膜引起网脱，需要手术复位治疗。

## 糖尿病患者为什么容易出现皮肤病变？

### 血管病变

多数糖尿病性皮肤病的发病机理可归纳为微血管病和组织局部缺血。许多学者对全身小血管，特别是视网膜和肾脏的小血管的研究表明，微血管的严重程度与血糖升高的程度、病程的长短及临床严重程度并无直接关系，这被认为是多种因素的作用。

### 生化反应

表皮的生化变化对皮肤易发生多种感染起重要作用。另一方面，有人观察糖尿病患者皮肤上的细菌数并不比正常人高，相反，有些细菌还明显减少，因而认为糖尿病患者易受细菌感染主要由于菌群平衡失调，而不是组织中糖分增加之故。

## 糖尿病引发的常见皮肤病有哪些？

1. 糖尿病性皮肤病：多在下肢胫前、大腿前或其他部位皮肤出现圆形萎缩性斑片，颜色暗褐，表面有大量鳞屑，持续多年后形成色素沉着斑或萎缩性瘢痕，周围又有新发皮损不断出现。

2. 真菌感染：可以发生足癣、甲癣、手癣、体癣与花斑癣等，病情顽固，皮损广泛，反复发作难愈。

3. 皮肤感染：有 1/3 的患者并发有皮肤感染。经常出现皮肤疖肿、痈、麦粒肿、多发顽固性毛囊炎等，严重者由于细菌进入皮肤深层组织而发生脓球菌皮肤病等。

4. 皮肤瘙痒：皮肤瘙痒是糖尿病引发九种常见的皮肤病中最容易被忽视的。1/5 的病人出现全身性或局限性的皮肤瘙痒，外阴、腰背部和下肢多见，瘙痒持久，抓痕结痂、脱屑，严重时引起皮肤感染。

5. 类脂渐进性坏死：好发生在小腿前、外侧皮肤或上肢和躯干。表现为暗红色的斑块，与正常皮肤的分界很清楚。一般不痛不痒，只有在发生破溃后才感觉疼痛。如果发生在头皮可引起头皮萎缩和秃发。

6. 红癜性肢痛：肢端皮肤发红、充血等，同时有搏动性疼痛或灼热性疼痛，休息、冷敷可使症状减轻。

7. 黄瘤和皮疹：糖尿病性黄瘤多发于膝、肘、背部或臀部的皮肤上，突然出现成群从米粒到黄豆粒大小的黄色丘疹，表面有光泽，比周围的皮肤硬。糖尿病性皮疹，发生在小腿前面，圆形或卵圆形暗红色的丘疹，分散或群集存在。皮疹消退后，皮肤出现局部萎缩或色素沉着。

8. 硬化性水肿病：多发生在躯干、颈、背部、肩、额面及上肢。皮肤呈水肿性硬化，不留指压痕，表面颜色淡红或苍白，有光泽。

9. 大疱病：大疱表现为皮肤出现水疱，类似烫伤的大疱，常发生于四肢远端，内含透明液体，也可为血疱。水疱一般可于 2～5 周内自行愈合，但有些病人反复发作皮肤感染，甚至出现严重并发症。

## 糖尿病患者为什么易患骨质疏松？

随着社会人口向老龄化发展的趋势，糖尿病和骨质疏松的发病率逐年上升，同时因其具有易致骨折和致残性高的特点，致使糖尿病患者的治疗更为复杂。糖尿病性骨质疏松属于继发性骨质疏松，是糖尿病在骨骼系统出现的严重慢性并发症，并成为长期严重疼痛和功能障碍的主要原因，也是致残率较高的疾病。约有1/3～2/3的糖尿病患者伴有骨密度减低，其中有近1/3的患者可诊断为骨质疏松。临床表现为腰背疼痛、腿抽筋、身长缩短、驼背、骨折，其中以髋部骨折最为严重。糖尿病患者易患骨质疏松原因包括：

1. 机体持续处于高血糖状态时，钙磷代谢的平衡失调率几乎是百分之百。大量葡萄糖从尿中排出，渗透性利尿的同时也将大量的钙、磷、镁排出体外而造成丢失过多。出现的低钙、低镁状态又刺激甲状旁腺素分泌增多，使溶骨作用增强。

2. 成骨细胞表面有胰岛素受体，胰岛素对成骨细胞的正常生理功能有调节作用。糖尿病时胰岛素的绝对或相对缺乏使得成骨作用减弱。

3. 长期的糖尿病引起肾功能损害时，肾组织中一种羟化酶的活性会明显降低，使体内的维生素D不能充分活化。因为缺少具有生物活性的维生素D使肠道内钙的吸收减少。

4. 相当多的糖尿病患者并发性腺功能减退，性激素的缺乏会促进和加重骨质疏松。

## 如何防治糖尿病性骨质疏松？

预防糖尿病性骨质疏松的最好措施是早发现、早治疗糖尿病。那些病程较长、血糖控制不理想，或伴有肝肾功能损害的糖尿病患者要警惕骨质疏松的发生。

糖尿病患者往往只重视糖尿病本身的治疗，忽视了骨质疏松症的治疗，而由骨折带来的严重后果甚至要超过糖尿病本身，使糖尿病患者的治疗和康复更为困难。治疗首先要针对糖尿病，应用胰岛素治疗，把血糖的指标控制到较理想的程度，血糖控制越好，骨质疏松患病率越低。应用降钙素制剂抑制破骨细胞活性，减少骨痛有较好疗效，或口服二磷酸盐类药物抑制骨吸收，阻止骨质的进一步丢失。二者皆可配合补充钙剂和维生素 D 制剂。还可应用氟化物类的药物刺激成骨细胞活性，促进骨形成。

## 糖尿病可引起骨关节病吗？

约有 0.1%～0.4%的糖尿病患者合并有骨关节病，年龄分布 20～79 岁，高发的年龄段为 50～59 岁，该年龄段的患者占全部患者的 1/3。糖尿病骨关节病的发生率随糖尿病病程延长而增加，无性别差异，已报告的病例中有 73%的糖尿病患者病程超过 10 年。大多数患者属 1 型糖尿病，只有 10%左右的患者为 2 型糖尿病，骨关节病更容易发生于长期口服降糖药而病情控制不好的患者。糖尿病骨关节病变包括两大类，一类是糖尿病的并发症，包括夏科氏关节和骨质溶解；另一类是糖尿病的可能并发症，包括脊柱骨质增生、关节周围炎、骨性关节炎、掌腱膜挛缩和关节挛缩等。

## 如何预防及治疗糖尿病骨关节病？

**预　防**

有糖尿病骨关节病危险因素的患者要加强检查，采取适当的防治措施。糖尿病骨关节病变的直接原因，多半是由于已有神经病变的足受外伤所致，因此应注意足部卫生、穿合适的鞋袜，如有骨关节畸形需要穿特制的鞋和（或）采用特殊的鞋垫，要谨慎地修去足底明显增厚的胼胝，力求平衡整个足部压力，避免局部受压过多。对于足部感觉缺失的患者要避免外伤如烫伤、刺伤等。尽可能地防止足部皮肤感染，例如，认真地处理糖尿病足部的皮肤大疱。

### 治 疗

首选保守治疗，充分地控制糖尿病高血糖是治疗的前提，患者常常需要从口服降糖药改为胰岛素治疗。卧床休息和减轻足部受到的压力也是基本疗法。如有炎症，需要做微生物培养和选用广谱抗生素。即使有较广泛的骨组织破坏，或有骨畸形或 X 线表现已经到了 3 期，仍然有可能愈合。糖尿病骨关节病，通常不需用外科治疗。

## 糖尿病患者易发生哪些口腔疾病？

糖尿病的发生，不仅对人体器官、组织、细胞等产生病理影响，同时也会对口腔造成一定程度的损害，尤其是糖尿病控制不佳时，更易引起口腔疾病。口腔疾病如果控制不好，又会使糖尿病进一步加重。研究表明，糖尿病伴发口腔疾病者高达87.3％，是正常人口腔疾病患者的2～3倍。

### 牙周病

牙周病是糖尿病患者最常见的问题，血糖未得到良好控制的患者更为严重，牙周组织破坏的机制尚不清楚，但是，宿主对牙周病原菌的反应改变导致了牙周组织破坏的差异。糖尿病未控制患者的牙龈探查出血的位点多于病情被良好控制或中等控制的患者。

### 口腔干燥症

口腔干燥症也是病情未控制的老年糖尿病患者的常见症状，因为患者失水，使唾液减少。患者的舌头和口腔黏膜通常发红、光亮。口腔黏膜干燥，失去透明度，有触痛和烧灼痛，味觉障碍，与血管病变有关。由于口腔黏膜干燥，自洁能力下降，易受到微生物侵入，临床多见真菌感染。老年糖尿病者中以口干、涎腺肿大为主要表现，这可能与糖尿病患者腮腺内抵抗力低下，有潜伏慢性感染，刺激末梢腺管增生有关。

### 龋　齿

龋齿也会困扰病情未控制的糖尿病患者，这是由于口腔中葡萄糖浓度升高，利于念珠菌的生长，因此，容易伴发龋齿，如合并口腔干燥症龋齿会加重。

### 口腔感染

尤其是白色念珠菌感染，在病情未控制的糖尿病患者中很常见。龋齿和牙周组织发生感染极易波及颌骨及颌周软组织。糖尿病患者免疫机能下降致炎症扩展更加严重，出现皮肤红肿，局部剧烈疼痛，开口受限，高热，白细胞计数升高，可诱发糖尿病酮症酸中毒，对老年糖尿病患者伴有感染者，无论病情轻重，都应给予高度重视。

### 口腔黏膜病变

表现为口腔黏膜干燥，常有口干、口渴，唇红部可见爆裂。齿龈、舌黏膜的糜烂及溃疡、疼痛，容易发生感染性口炎、口腔白色念珠菌病。

### 怎样预防糖尿病患者口腔病变的发生？

糖尿病口腔并发症主要是由于高血糖及高血糖导致的微血

管病变所引起的。糖尿病与口腔病的关系十分密切，而且是相互影响的。未得到满意控制的糖尿病患者，本身对感染的抵抗力低，给细菌的侵袭造成有利条件，因此，常并发口腔疾病。

糖尿病患者要每天注意观察自己的口腔，以便做到及早发现病变及早治疗。

1. 糖尿病患者应注意定期检查口腔，包括黏膜上是否有红斑、白纹、溃疡，牙齿上是否有龋洞，牙龈是否有出血等，如果发现问题，应及时到医院进行治疗。由医生根据情况进行针对性治疗，如补牙、清洁牙石、冲洗牙周等，有助于口腔健康。

2. 定期洗牙对护理口腔也很有帮助。糖尿病患者可以每半年到一年洗一次牙，以清除牙石、牙垢，有助于口腔健康。

3. 使用活动义齿的糖尿病患者每日餐后要摘下假牙、漱口，并冲洗假牙，晚上入睡前要认真刷牙及刷洗假牙。

对糖尿病患者而言，预防牙周炎和其他口腔疾病的发生，重点在于控制好血糖，糖尿病患者只要积极持久地控制好血糖和自觉注意个人口腔卫生保健，就能有效避免口腔疾病的发生。

## 什么是糖尿病性胃轻瘫，有哪些临床表现？

糖尿病性胃轻瘫泛指无机械性肠梗阻存在时的胃动力障碍和排空延迟，是由于糖尿病胃肠植物神经病变所导致。临床可见于20%～50%的糖尿病患者，其中女性占65.8%，54.5%的患者年龄大于45岁。

大多数糖尿病患者并无明显的临床症状，较少患者存在早饱、恶心、呕吐、腹胀等，通常在餐后较为严重。症状严重程度因人而异，同一患者的症状程度，可受多方面因素影响，可能与糖尿病自主神经病变导致传入神经通路敏感性降低有关。由于胃排空延迟而致胃潴留，可有反复胃石形成。当并发食管下括约肌压力减低时可出现胃－食管反流症状（如反酸、反食、烧心等），严重者出现反流性食管炎。

体检可见胃区胀满，可闻及震水音。X线检查显示胃蠕动减慢、减弱，胃扩张或弛缓，排空延迟，幽门开放等征象。胃镜检查可见胃体或胃窦部黏膜充血、水肿、糜烂。胃电图检查有胃蠕动功能减弱。

### 糖尿病胃轻瘫患者的饮食、运动锻炼要注意哪些方面？

糖尿病胃轻瘫患者应多食低脂肪、低纤维饮食，少食多餐，流质为主，以利于胃的排空。

**进餐时间的调整**

糖尿病胃轻瘫时一般都停用口服药，而改用注射胰岛素以严格控制血糖。由于胃排空延缓，不能将食物和药物从胃内以正常速度排出，从而引起血糖不稳定，所以要调整进餐与胰岛素注射的时差，从而使胰岛素发挥作用高峰与血糖浓度高峰期相互吻合，使血糖得到良好控制。

**食物成分的调整**

高纤维膳食可延缓胃排空，从而降低餐后血糖。但老年糖尿病胃轻瘫患者消化期胃运动减弱，胃排空延长，故需降低食物中不消化纤维的含量，停止一切能使胃排空延长的药物。一些含丰富纤维素的蔬菜（如芹菜、白菜等），虽有降低餐后血糖作用，但是易有胃肠道反应，如腹泻、腹胀等，对无机盐、维生素B及蛋白质的吸收也有影响，同时还易形成植物胃石，因此，每日蔬菜摄入控制在100～120克，但同时应注意补充营养与维生素。

**食物状态的调整**

由于糖尿病胃轻瘫时固态食物排空受阻较液态食物更明显，因此，膳食搭配时最好将固态食物匀浆化，或多进食流质食物，必要时甚至完全依赖流质食物，这样有助于改善胃肠道症状。

**进餐次数的安排**

糖尿病胃轻瘫以少食多餐为佳，我们将每日三餐分为六七小餐，分别在早晨、中午、下午、临睡前进餐，餐间安排二三次点心，以减少餐后高血糖，同时避免餐前饥饿感。病情平稳后（恶心、呕吐、上腹饱胀等症状减轻），重新改为每日三餐。

糖尿病患者日常要加强锻炼，以促进胃肠蠕动，强化胃肠功能。但需要注意的是，锻炼应当适可而止，每次运动不超过40分钟，运动宜以慢跑等有氧运动为主，以免出现低血糖的情况。

### 糖尿病便秘怎么防治？

一般来说，大便间隔超过48小时，粪便干燥，引起排便困难就称为便秘。便秘因病因不同可分为痉挛性、梗阻性、无力性三种。其中无力性便秘是因腹壁及肠道肌肉收缩无力造成的，最常见于老年人糖尿病患者。对于不存在器质性病变的便秘者，可采用饮食调控的方法进行治疗。

1. 增加膳食纤维的摄入，每日吃一顿粗粮、多吃蔬菜、魔芋等食品。

2. 鼓励多饮水，晨起空腹1杯淡盐水，对防治便秘会非常有效。

3. 维生素 $B_1$ 保护胃肠神经和促进肠蠕动，多吃些富含维

生素 $B_1$ 的食物如粗粮、豆类、瘦肉等。

4. 适当食用萝卜、豆类等产气食物，刺激肠道蠕动，以利于排便。

5. 适量增加运动，尤其锻炼腹肌力量，也可每日增加提肛运动。

6. 不用或减少用刺激性食物或调味品如辣椒、咖喱粉等。必要时采用药物通便措施，但注意应选择作用相对缓和的药物如通便灵、麻仁润肠丸、新清宁片，少用强泻剂如番泻叶、酚酞（也称果导）等，同时用量不要太大，防止出现腹泻。长期服用泻药，可使肠道肌肉松弛变形，反而会加重便秘。

## 糖尿病可以引起哪些肝脏病变？

1. 脂肪肝：糖尿病患者有 $21\% \sim 78\%$ 伴有脂肪肝，在脂肪肝的所有病因中，糖尿病占第三位，仅次于肥胖与饮酒。

2. 病毒性肝炎：患病率约为正常人的 $2 \sim 4$ 倍。

3. 非特异性肝酶异常：糖尿病患者微血管病变及微循环障碍，可导致机体各脏器缺血缺氧，肝脏也不例外，缺血可引起肝细胞内二氧化碳蓄积、酸中毒、氧供减少、氧消耗增加，使肝脏转氨酶活性增加，胆红素代谢紊乱，重者可引起肝细胞坏死，尤其是当合并糖尿病酮症酸中毒时更易发生肝脏损害。

4. 肝癌：血糖控制不好可促进慢性病毒性肝炎发展成肝硬化和肝癌，糖尿病患者原发性肝癌的发生率约为正常人的 4 倍。

5. 其他：包括口服降糖药物引起的肝脏损害，继发于胆管感染的肝脏损害等。

## 何为肝源性糖尿病？

肝脏是糖类代谢的主要场所，是维持血糖恒定的主要器官，肝脏病变很容易引起糖代谢障碍，肝源性糖尿病在临床各型肝病中均可发生，以肝硬化发生率量高，50％～80％的慢性肝病患者有糖耐量减退，其中 20％～30％ 最终发展为糖尿病。

1. 肝广泛受损：肝糖原的合成和（或）贮存减少，而出现空腹低血糖或血糖正常，餐后高血糖发生。

2. 胰岛素抵抗增强：因胰岛 α 细胞分泌胰高糖素增多，从而拮抗胰岛素，致使胰岛素降糖能力下降，血糖升高。

3. 胰岛素受体异常：肝细胞受损，使肝细胞膜上的特异性胰岛素受体减少，胰岛素降糖作用下降。

4. 肝病继发性高醛固酮血症：当失钾多时，可抑制胰岛素分泌而影响糖代谢。

## 肝源性糖尿病如何治疗？

理论上，改善胰岛素抵抗和有效控制血糖不仅能减少或延缓糖尿病晚期并发症，还可防治非酒精性脂肪性肝病，减少肝硬化和肝癌的发生，提高肝移植患者的存活时间，但至今尚无肝源性糖尿病的治疗指南。

**基础治疗**

慢性肝病特别是肝硬化患者常有营养不良、肝炎活动或肝功能不全的表现，肝源性糖耐量减退（IGT）或糖尿病患者的基础治疗需保证每天的热量和蛋白质供应，限制其活动量。

**药物治疗**

1. 口服降糖药：慢性肝病通常口服降糖药物，以控制血糖，而这些药物大多数在肝脏代谢，故应加强对血糖和肝功能的监测，以免发生低血糖或肝脏毒性。

肝源性糖尿病患者，胰岛素抵抗和高胰岛素血症是常见的病理改变，故胰岛素增敏剂可能更适合此类患者的血糖控制，吡格列酮可显著改善胰岛素抵抗，但不适用于活动性肝病或血清丙氨酸氨基转移酶（ALT）＞2.5倍正常值上限的患者。

α-葡萄糖苷酶抑制剂-阿卡波糖对代偿期和失代偿期肝硬化患者同样安全，并可有效控制以餐后血糖增高为主的肝源性糖尿病，同时伴有肠道运动增强和血氨水平下降，从而有助于改善并存的肝性脑病。

对于合并肥胖症的肝源性糖尿病患者，二甲双胍除可改善胰岛素抵抗之外，还有辅助减肥作用。但二甲双胍禁用于肝衰竭和未能戒酒的肝病患者，以避免发生乳酸性酸中毒。

2. 胰岛素：当口服降糖药治疗无效或不宜使用这些药物时，须考虑餐前应用短效胰岛素以控制血糖。

**肝移植**

肝移植可使2/3肝源性糖尿病患者的血糖和胰岛素敏感性迅速恢复正常，推测这与肝脏清除胰岛素和外周糖的利用改善有关。对于肝移植前已发生胰岛β细胞功能衰竭者，最好进行肝脏和胰岛联合移植。

肝移植后，糖尿病的发病率约为15%，主要与并存2型糖尿病的危险因素、慢性丙型病毒性肝炎感染、基础疾病为非酒精性脂肪性肝病以及应用糖皮质激素和他克莫司等免疫抑制剂有关。应鼓励具有糖尿病高危因素的肝病人群在肝移植术后保持良好生活方式，避免体重和腰围超标，并慎用免疫抑制剂，必要时可加用相关药物，以防治糖尿病的发生。

## 肝源性糖尿病治疗有什么特殊性?

1. 不能单纯降糖，而应保肝、降糖双管齐下。

2. 饮食控制要适度。多数肝硬化患者都存在营养不良，如果为了控制血糖而严格限制饮食，将会加重低蛋白血症和影响疾病的预后。另外，控制饮食还会导致维生素 K 的摄入量减少，从而引起凝血功能障碍。

3. 由于肝硬化患者的肝糖原贮存减少，胰高糖素刺激肝糖原分解生成葡萄糖的能力远比没有肝病的患者低，因而容易出现低血糖。在用胰岛素治疗肝源性糖尿病时，一定要充分考虑到这一点，胰岛素用量要谨慎，同时要加强自我血糖监测。

## 糖尿病合并肝损害时的临床特点是什么?

1. 有关肝损伤的临床症状轻微、不典型，最常见症状为糖尿病及肝损害共同存在的症状，如消瘦、乏力，有部分患者并发肝损害后由多食易饥转为厌食，少数患者有恶心、呕吐、腹胀、腹痛等症状。

2. 体征少，一般无蜘蛛痣、肝掌、脾肿大、肝病容等，发生肝硬化时才有这些体征，而且肝质地较硬，可有或无触痛。控制良好的糖尿病患者 9％肝肿大，未控制者 60％肝肿大，在发生酮症时为 100％。

3. 肝损害表现为胆红素、肝酶升高及白蛋白下降，但大多数均为轻度异常，仅少数明显异常。

4. 良好的血糖控制，有助于肝功能较快恢复正常。

## 糖尿病合并肝酶异常的治疗措施有哪些？

1. 改变生活方式，如调节饮食、适当运动、禁酒、戒烟。在糖尿病饮食控制范围内积极进食优质高蛋白、维生素、易消化食物。

2. 控制原发基础疾病和伴随疾病，避免接触肝毒性物质，纠正肠道菌群紊乱。

3. 积极控制血糖对改善患者的肝功能尤为重要。由于多数药物需要经过肝脏代谢，如果患者转氨酶超过正常上限的2倍或肝功能处于失代偿状态，不建议继续使用口服降糖药物，此时需应用胰岛素控制血糖。经保肝治疗使肝功能恢复后，再根据具体情况考虑使用口服降糖药物。

4. 保肝药物辅助治疗：旨在防治肝内炎症、坏死和纤维化，以阻止慢性肝病进展。一般选用1～2种保肝药物治疗半年以上，或用至转氨酶恢复正常，影像学检查提示脂肪肝消退为止。原则上不用五味子类降酶药物，以防掩盖病情。初步临床试验显示，多烯磷脂酰胆碱（易善复）、水飞蓟素、β－甜菜碱、维生素E、熊去氧胆酸、还原型谷胱甘肽等，可使患者血清转氨酶恢复正常，并能减轻肝组织病变。

## 为什么糖尿病易合并脂肪肝？

40%～45%糖尿病患者合并非酒精性脂肪肝，脂肪肝患者中被诊断为糖尿病的也超过40%。由此我们可以推断，这两种疾病对健康的影响是"狼狈为奸"。

糖尿病与脂肪肝容易伴发的主要原因就在于胰岛素。胰岛素不仅是人体内唯一的降血糖激素，还承担着调节脂肪代谢的任务。糖尿病患者胰岛功能变差、胰岛细胞数量减少，常使人体内有过多脂肪无法被处理，脂肪颗粒停留在肝细胞内就会形成脂肪肝。因此，一旦确诊糖尿病，尤其是肥胖患者一定要检查肝功能、肝脏超声。

### 如何治疗糖尿病性脂肪肝？

糖尿病性脂肪肝与糖代谢紊乱密切相关，还与高热量、高脂肪饮食及肥胖（尤其是腹型肥胖）有关。因此，在治疗方面，除了要严格控制血糖以外，还要调整生活方式，积极控制体重。

良好的血糖控制有助于肝内脂肪消退，控制目标为空腹血糖小于 6.0mmol/L，餐后 2 小时血糖小于 8.0 mmol/L，糖化血红蛋白（HbA1c）小于 6.5%。另外，选择降糖药物时，通常不用会增加体重的磺脲类药物，而首选双胍类、噻唑烷二酮类、α-糖苷酶抑制剂等能够改善胰岛素抵抗的药物，其中，二甲双胍不仅有减肥作用，而且可使已经形成的脂肪肝逆转。如果患者肝功能不正常，转氨酶超过正常上限的 2.5 倍，则应用胰岛素治疗，以避免增加肝脏负担，加重肝损害。

肥胖可加重内毒素对肝脏的损伤、降低胰岛素敏感性而诱发胰岛素抵抗，肥胖患者体重减轻 10% 或以上，中长期体重控制可以改善肥胖患者胰岛素抵抗和糖耐量，可以使增高的转氨酶和肝肿大逐渐恢复。

糖尿病性脂肪肝患者应限制热量摄入，给予低糖、低脂肪、高蛋白、富含维生素饮食，还应增加运动。已有肝功能损害者可以加用水飞蓟素、维生素 E 等保肝药物，以促进肝病康复，原则上不用联苯双酯、垂盆草冲剂等降酶药物。

## 糖尿病性血脂紊乱常见有哪几种类型？

1. 高胆固醇血症：血清总胆固醇含量增高，超过 5.72mmol/L，而甘油三酯含量正常，即甘油三酯＜1.70 mmol/L。

2. 高甘油三酯血症：血清甘油三酯含量增高，超过 1.70 mmol/L，而总胆固醇含量正常，即总胆固醇＜5.72 mmol/L。

3. 混合型高脂血症：血清总胆固醇和甘油三酯含量均增高，即总胆固醇超过 5.72 mmol/L，甘油三酯超过 1.70 mmol/L。

4. 低高密度脂蛋白血症：血清高密度脂蛋白含量降低，即 HDL＜0.9 mmol/L。

## 糖尿病性血脂紊乱易造成哪些危害？

糖尿病是由于机体胰岛素绝对缺乏或胰岛素作用不足而导致血糖异常升高的疾病。实际上，胰岛素不仅掌控着血糖的高低，它还是我们身体内其他两大类物质——脂肪和蛋白质代谢的主要调控因素。在糖尿病患者中，由于胰岛素的生物调节作用发生障碍，常伴有脂质代谢的紊乱，出现脂质代谢异常，称为血脂异常，俗称高血脂。

血液中的脂质是各类脂质，如胆固醇、甘油三酯、磷脂等的总称。血脂异常通常是指血浆中胆固醇和（或）甘油三酯等异常增高。大多数糖尿病患者一旦发生血脂紊乱，会有混合型血脂异常的特点，即甘油三酯水平升高、高密度脂蛋白胆固醇（有益的胆固醇）水平降低、低密度脂蛋白胆固醇

（有害的胆固醇）水平升高。对病人来说，这种情况更危险。高血糖加血脂紊乱可明显加速大、中动脉血管粥样硬化的进展。糖尿病患者往往伴有心、脑、肾等重要器官的组织改变。

糖尿病合并血脂异常还会在糖尿病微血管病变的基础上再合并大、中动脉粥样硬化，更加重了相关器官的缺血，从而加速了器官功能减退和衰竭。据有关资料统计，有血脂异常的糖尿病患者，其冠心病发病率比无血脂异常糖尿病患者高3倍，糖尿病性肾病的发生约占糖尿病患者总数的一半。

### 糖尿病患者发现血脂升高后应如何处理？

2型糖尿病患者常见的血脂异常是甘油三酯（TG）增高及高密度脂蛋白胆固醇（HDL）降低。

糖尿病患者每年应至少检查一次血脂（包括低密度脂蛋白胆固醇、甘油三酯及高密度脂蛋白胆固醇。用调脂药物治疗者，需要增加检测次数。

在进行调脂治疗时，应将降低低密度脂蛋白胆固醇作为首要目标。不论目前血脂水平如何，所有之前已罹患心血管疾病的糖尿病患者都应使用他汀类调脂药，以使低密度脂蛋白胆固醇降至 2.07mmol/L （80mg/dL）以下或较基线状态降低30％～40％。

对于没有心血管疾病且年龄在40岁以上者，如果低密度脂蛋白胆固醇在2.5mmol/L以上或总胆固醇在4.5mmol/L以上者，应使用他汀类调脂药；年龄在40岁以下者，如同时存在其他心血管疾病危险因素（高血压、吸烟、微量白蛋白尿、早发性心血管疾病的家族史及估计的心血管疾病整体危险性增加）时亦应开始使用他汀类药物。

如果甘油三酯浓度超过 4.5mmol/L（400mg/dL），可以先用降低甘油三酯为主的贝特类药物治疗，以减小发生胰腺炎的危险性。

对于无法达到降脂目标或对传统降脂药无法耐受时，应考虑使用其他种类的调脂药物（如胆固醇吸收抑制剂、缓释型烟酸、浓缩的 omega3 脂肪酸、胆酸螯合剂、普罗布考多甘烷醇等）。

所有血脂异常的患者都应接受强化的生活方式干预治疗，包括减少饱和脂肪酸和胆固醇的摄入、减轻体重、增加运动及戒烟、限酒、限盐等。饮食应掌握低热量、低胆固醇、低脂肪、低糖、高纤维的饮食原则。

## 2 型糖尿病与肥胖之间有何关联？

人体因各种原因引起的脂肪成分过多，显著超过正常人的一般平均量时称为肥胖。体重超过标准体重 20% 者为肥胖，超过 10% 者为超重；亦可根据体重指数〔体重（kg）/身高（$m^2$）〕，男性大于 27、女性大于 25 为肥胖症。

在长期肥胖的人群中，糖尿病的患病率可高达普通人群的 4 倍之多。肥胖与 2 型糖尿病密切相关，在任何种族、任何性别中均存在，尤其是腹型肥胖与 2 型糖尿病的关系更为密切，而中国人多为腹型肥胖。糖尿病的发生率随着肥胖程度的增加而增加，在一些发展中国家，30 岁以下的人群中有 30%～35% 是超重和肥胖。在 40 岁以上的糖尿病患者中，约有 70%～80% 的人在患糖尿病之前就已经肥胖了。在 2 型糖尿病患者中，多达 80% 的人超重或是肥胖者。所以，当男性腰围超过 85cm，女性腰围超过 80cm 时，就应当关心自己的肥胖及血糖状况。而且，发生肥胖的时间越长，患糖尿病的机会就越大。

### 肥胖是如何导致2型糖尿病的？

肥胖特别是腹型肥胖常伴有胰岛素抵抗的出现。胰岛素抵抗就是我们的身体对胰岛素不敏感了，过去一个单位胰岛素所起的降血糖的作用现在需要几倍的量才能达到。在疾病的早、中期，机体为了克服胰岛素抵抗，往往代偿性分泌过多胰岛素，引起高胰岛素血症，故高胰岛素血症是胰岛素抵抗的重要标志。

胰岛素抵抗的主要原因是脂肪代谢异常，即脂肪异常分布、过度堆积。肥胖引起胰岛素抵抗的机制与脂肪细胞来源的激素/细胞因子，如游离脂肪酸（FFA）、肿瘤坏死因子-$\alpha$、瘦素、抵抗素、纤溶酶原激活物抑制因子1（PAI-1）等增多以及脂联素不足有关，这些脂肪细胞因子的分泌变化不但影响以脂肪形式进行的能量贮存及释放，尚涉及组织对胰岛素的敏感性、低度炎症反应等。

腹型肥胖更易于导致胰岛素抵抗，这是因为内脏脂肪代谢活跃、转换率高，内脏脂肪对胰岛素抑制脂肪分解的作用相对抵抗，所释放的FFA进入肝脏和其他外周组织（如骨骼肌），使这些非脂肪组织出现甘油三酯沉积、代谢变化及胰岛素敏感性降低。

在存在胰岛素抵抗的情况下，如果胰岛β细胞功能正常，可通过代偿性分泌胰岛素增多维持正常血糖；当β细胞出现功能缺陷、对胰岛素抵抗无法进行代偿时，则发生2型糖尿病。胰岛素抵抗和胰岛素分泌缺陷两者均为影响2型糖尿病发生和发展的重要因素。

## 为什么说对于肥胖型 2 型糖尿病患者首要的治疗是控制体重？

肥胖型 2 型糖尿病有效控制体重是治疗的第一步。但 2 型糖尿病肥胖患者控制体重较非糖尿病肥胖患者更难。由于患者年龄较大且伴有多种疾病，单纯饮食控制和运动难以有效地降低体重。肥胖无糖尿病者如果达到中度体重下降（平均体重下降 4.5 千克）可降低 2 型糖尿病发病危险达 30%，已患 2 型糖尿病患者体重下降可改善血糖代谢，肥胖型 2 型糖尿病患者使原有体重下降 10%，将使空腹血糖下降 60%，因此，减重对肥胖型 2 型糖尿病患者的健康十分重要。

减重最为基础的治疗就是控制饮食和加强运动。但糖尿病患者控制饮食时，仅凭毅力常常难以解决问题。有些患者还以为"饿得慌"就是低血糖的表现，可以随意进食，这种观点是极其错误的。低血糖有一系列的临床表现，如饥饿、头晕、面色苍白、手抖等，不能单凭饥饿一个现象就断定是低血糖。而且，即便是发生低血糖进食一两块饼干就可以了。

登楼梯是一项很好的有氧运动项目，登楼梯时能量的消耗比静坐多 10 倍，比步行多 1.7 倍。其他如快速步行、慢跑、球类、游泳等运动都可进行，关键是确定合适的运动量并长期坚持。

对于血糖难降的肥胖型 2 型糖尿病患者，可给予减肥药物治疗，但迄今为止尚无一种疗效安全令人满意的减肥药，减重可减轻胰岛素抵抗，降低血糖、血脂和血压等肥胖相关的危险因子。极严重的肥胖（BMI≥40）和严重肥胖（BMI≥35）的 2 型糖尿病患者要考虑手术治疗，肥胖型 2 型糖尿病患者通过手术减重 30 千克，将使糖尿病患者的死亡率下降 75%～

80%。因此，肥胖型 2 型糖尿病的治疗永远强调减重第一。

### 糖尿病患者怎样进行有效减重？

肥胖是由于每日摄入热能总量超过了机体消耗能量的总量，剩余的热能则以脂肪的形式贮存于体内，从而引起肥胖。因此，肥胖的治疗主要包括减少摄入，增加消耗。具体措施包括下面几个方面：

**饮食控制**

饮食控制就是限制每日能量的摄入。能量摄入减少，而日常活动不变，长此以往即可使体重减轻。减肥的饮食有：

极低热卡饮食；低热卡饮食。常采用极低热卡饮食与低热卡饮食交替食用，治疗 20 周，体重可减轻 9.5kg，较易被肥胖者接受和坚持。饮食治疗使体重减轻后饮食治疗仍然须坚持，否则体重很快恢复到治疗前水平。

**体力活动或运动**

体力活动或运动在于增加能量消耗。活动或运动少者易得肥胖，增加活动和运动可使肥胖者体重减轻，体重减轻的程度与活动和运动的频率和强度有关。活动频率高、强度大，则体重减轻越多。如果运动与饮食治疗相结合，则体重减轻越明显。活动不仅使体重减轻，而且能使减轻的体重得以保持。

关于活动量或运动量则应因人而异，原则上应采取循序渐进的方式。活动或运动方式应以简单易行为主，结合个人爱好。可以是个体活动，也可以是群体性的。活动或运动量以消耗能量为标准。

肥胖者以平均每周体重减轻 0.5～1 千克为宜。每减轻 1 千克体重，约需消耗 7000 大卡热量。对肥胖者来说，宜选择中等强度的活动或运动，但应根据个体情况循序渐进。应当强调的是，活动或运动贵在坚持，同时一定要与饮食治疗结合，否则将达不到体重减轻的目的。

### 教育与行为治疗

包括营养教育、增加体力活动、社会支持、技艺营造、认知战略等。

### 药物治疗

肥胖是一种慢性病，因此，像其他慢性病一样也应用药物治疗。但迄今为止尚无一种疗效令人满意的减肥药。从药物作用机制方面，减肥药可分为两大类：一类为抑制食欲以减少能量的摄入；另一类为增加能量消耗，即增加代谢率。

### 外科治疗

手术治疗只适用于严重的病态肥胖者。虽然手术可使病人体重很快得到减轻，但手术给病人带来的不良后果和术后并发症不容忽视。手术方式有两种：胃形成术和胃搭桥术。除手术外，还有皮下脂肪抽吸术，为有创性减少局部脂肪堆积方法，不能使肥胖得到根本治疗。

## 为什么说胰岛素抵抗是多种疾病的祸根？

临床研究发现，约25％的正常人群存在胰岛素抵抗，糖耐量低减（IGT）人群75％存在胰岛素抵抗，2型糖尿病患者胰岛素抵抗的发生率为85％左右。我们知道了胰岛素抵抗会导致糖尿病的发生，但是胰岛素抵抗的罪状可不仅仅这一条。胰岛素抵抗导致高胰岛素血症，进一步引起肥胖、水钠潴留、动脉硬化、交感神经兴奋；会使血管内皮细胞收缩，血管收缩；血糖升高会导致脂代谢紊乱，表现为高胆固醇血症、高甘油三酯血症、高低密度脂蛋白血症。这些变化直接引起动脉粥样硬化和血压升高，严重时就表现为高血压、糖尿病、冠心病、心肌梗死、脑梗塞、肾功能衰竭等。这些可怕疾病的共同发病基础就是胰岛素抵抗，可见胰岛素抵抗的杀伤力相当大，严重危害人类的生命健康。

### 怎样防治胰岛素抵抗？

1. 生活方式的改变：首先要从自身寻找问题，是"防重于治""防优于治"的体现。改变上楼坐电梯、出门就打车、整天看电视、少动多休息、喝酒抽烟、熬夜工作等不健康的生活方式，管住嘴、迈开腿。有了这块良好的基石，才能保证胰岛素抵抗的防治。

2. 适当的药物辅助：这是"防微杜渐""亡羊补牢，为时不晚"的体现。一项研究表明，使用胰岛素增敏剂可有效改善胰岛素抵抗。尽早的使用胰岛素增敏剂可以使胰岛素的功能"复活"，减轻胰岛 β 细胞的负担，保护了胰岛 β 细胞，可防止各种并发症的发生发展。

### 如何诊断代谢综合征？

世界卫生组织、美国和欧洲都在近几年制定了代谢综合征诊断标准。由于中国人群的特征与西方国家的人群不同，用这些标准尚不能准确判断中国人的代谢综合征状况，仅供临床医师参考。因此，制订一个适合中国人群特征的代谢综合征诊断标准，对在临床上建立代谢综合征包括发病机制胰岛素抵抗在内的综合治疗理念，从而有效控制中国人的心脑血管疾病发生率和死亡率，具有重要的意义。2004 年，在由中华医学会糖尿病学会主办的题为"认识中国人代谢综合征和胰岛素抵抗的特征"的研讨会上，首次推出了一个适合中国人群特征的针对代谢综合征的诊断标准建议。

1. 超重或肥胖：体重指数≥25。

2. 高血糖：空腹血糖≥6.1mmol/L（110mg/dl）和（或）糖负荷后血糖≥7.8mmoL/L（140 mg/dl）和（或）已确诊为糖尿病并治疗者。

3. 高血压：收缩压/舒张压≥140/90mmHg，和（或）已确诊为高血压并治疗者。

4. 血脂紊乱：空腹 TG≥1.70mmol/L（50mg/dl）和（或）空腹血 HDL－C：男性<0.9mmol/L（35 mg/dl），女性<1.0mmol/L（39mg/dl）。

具有上述 4 项中任意 3 项即可诊断为代谢综合征。

## 哪些人容易发生代谢综合征？

下述人群是代谢综合征发病高危人群：

1. 40 岁以上者；

2. 有 1 项或 2 项代谢综合征组成成分但尚不符合诊断标准者；

3. 有心血管病、非酒精性脂肪肝病、痛风、多囊卵巢综合征及各种类型脂肪萎缩征者；

4. 有肥胖、2 型糖尿病、高血压、血脂异常、尤其是多项组合或代谢综合征家族史者；

5. 有心血管病家族史者。

## 怎样防治代谢综合征？

代谢综合征的大多数组成元素是心血管疾病的危险因素，所以代谢综合征患者是心血管疾病的高危人群。防治上要以多危险因素综合防治为目标，实行生活方式（饮食及运动）调整并应用针对各危险因素如糖尿病及糖调节受损、高血压、血脂紊乱及肥胖的药物。此外，尚应针对代谢综合征发病的中心环节—胰岛素抵抗进行防治。代谢综合征发病与生活方式密切相关，高危人群尤其要改变不良生活方式，少吃多动，消除紧张焦虑情绪，坚持锻炼身体，必要时遵医嘱适当服用药物。

### 怎样理解痛风和糖尿病的关系？

糖尿病与痛风都是体内代谢异常所引起的疾病，两者有共同的发病基础，均可由于胰岛素抵抗引起，因此，饮食条件优越者易患此病。有人认为，肥胖、痛风和糖尿病是三联征，肥胖可诱发高尿酸血症和高血糖。人体内的尿酸是由食物中的嘌呤（蛋白质的中间代谢产物）代谢和体内自身代谢产生的。因此，血糖值高者，尿酸值也会比较高。据不完全统计，糖尿病患者中伴有痛风者约占 1‰～9‰，而伴有高尿酸血症者要占 2‰～50‰。

糖尿病和痛风临床表现不同，但却有共同的发病基础，并互相关联，互为因果，互相影响。因此，治疗中应注意互相兼顾，综合治疗。

一般从膳食治疗、药物治疗、运动治疗、教育和心理治疗、病情监测五方面进行综合治疗，以膳食治疗最为重要。

1. 控制每日膳食总热量，这是膳食治疗的总原则，其他措施不得与此相违背。限制精制糖，多吃含糖低的新鲜蔬菜和水果，以供给充足的无机盐和维生素。限制蛋白质、脂肪和胆固醇摄入量，选用牛奶、鸡蛋等含嘌呤少的食物作为蛋白质来源，少食海鲜、动物内脏、肥肉，食物清淡，少用调味品。严格禁酒，多饮水，每日至少 2500～3000 毫升。

2. 到正规医院，请专科医生制定用药方案，千万不要轻信所谓"根治"、"神效"，因为就目前的医疗水平，对此二病还无法根治。

3. 坚持适合自己的体育锻炼项目，控制理想体重、肥胖可诱发高血糖和高尿酸血症。

4. 从医疗和家属两个角度开导、鼓励患者树立战胜疾病的信心，使他们学习到有关医疗知识及简单心理疏导方法。在饮食基础上辅以药物治疗并持之以恒，对控制疾病的发展很有益处，可大大减少各种并发症，对患者间接起到积极的治疗作用。

总之，糖尿病和痛风是可防、可治的，不防不治会出现多种器官的并发症，延迟和制止病情及并发症的发展与恶化可减少致残致死率，提高患者的生活质量。

### 糖尿病性痛风如何饮食治疗？

痛风的饮食疗法关键在于减少外源性嘌呤的摄入，从而降低血尿酸。几乎所有食物都含嘌呤，正常人每日从膳食中摄取的嘌呤为 600～1000 毫克。痛风患者应严格控制外源性嘌呤的摄入，急性期每日嘌呤摄入应控制在 150 毫克之内，故只能选择含嘌呤低的食物。缓解期患者从食物中摄入的嘌呤量也应低于正常人，也只能少量选择一些含嘌呤中等的肉、鱼、禽类。其他饮食因素也会对痛风患者的病情产生较大影响，比如要保证摄入适量的蛋白质，限制脂肪的摄入量，放宽膳食中糖类的比例，供给充足的维生素，注意摄取足量碱性食物，大量饮水，不饮酒、不喝浓茶及咖啡等。这些均是糖尿病患者不应忽视的饮食因素。糖尿病并发痛风的饮食有"三低""三忌"。

三　低

1. 低嘌呤饮食：动物内脏、骨髓、海产品、浓肉汤及菌藻等为高嘌呤食物，可诱发痛风急性发作，虾、肉类、干豆类、菠菜、蘑菇等含嘌呤量较多应少吃。牛奶、鸡蛋、水果、植物油、蔬菜应首选。

2. 低蛋白、低脂肪饮食：蛋白质可控制在每日 40～60 克，以植物蛋白为主，动物蛋白可选用牛奶、鸡蛋，尽量不吃肉类、禽类、鱼类等；脂类可减少尿酸的正常排泄，故应控制在每日 50 克左右。

3. 低盐饮食：食盐中的钠有促使尿酸沉淀的作用，加之痛风患者多合并有高血压病、冠心病及肾病，所以痛风患者每日钠盐的摄人量不得超过 6 克。

三　忌

1. 忌酒：乙醇代谢使血乳酸浓度增高，乳酸可抑制肾对尿酸的排泄作用，如果血液中乳酸水平较长期持续较高水平，则肾对尿酸的排泄量明显减少。啤酒中含嘌呤亦很高，因此必须严格戒酒，以防痛风发作。

2. 忌服降低尿酸排泄药物：降低尿酸排泄物如利尿药、阿司匹林、免疫抑制药（如硫唑嘌呤、甲氨蝶呤）等，因以上药物均可加重高尿酸血症，引起痛风发作，加快痛风结节的形成。

3. 忌肥胖：肥胖不仅加重血脂异常、高血压病、冠心病及糖尿病等，而且可使血尿酸升高。因此，肥胖者要多动、少吃，每日热能摄人较正常人减少 10％～15％以减低体重。

## 糖尿病神经病变可分为哪几种类型？

当糖尿病持续高血糖、无法正常利用葡萄糖时，不仅会对为神经细胞输送营养的血管造成损害，且剩余的葡萄糖还会转化为山梨醇而存留在神经细胞内。其结果是导致神经细胞无法正常工作，产生糖尿病神经病变。糖尿病神经病变是各种糖尿病并发症中最容易出现的病症，也是最早发病的并发症之一。糖尿病神经病变可分为末梢神经病变、自主神经病变、运动神经病变等多种类型。

### 末梢神经病变

末梢神经分布于人体各部位，具有传递脑中枢指令，感受冷热、痛感、触感等功能。当出现末梢神经病变时，会对上述刺激变得过敏或者不敏感。有时候即使没有外界刺激，也会感到疼痛、发冷、发热、麻痹，症状程度不一。末梢神经病变患者需要特别加以注意的是疼痛感觉的消失，因为这有可能导致足部出现坏疽。

### 自主神经病变

自主神经是支配人体的消化器官、心脏、排尿系统等与人的意识无关的自主工作组织的神经。相应地，当自主神经出现病变时会导致自主工作组织的功能整体降低。如严重的便秘、腹泻、心律异常、起立性晕眩、排尿功能障碍、勃起功能障碍等都属于典型的症状。当心律异常时甚至还可能造成猝死。与末梢神经病变相比，自主神经病变患者更难发现病变的存在，所以更要多加注意。

### 运动神经病变

将脑中枢发出的指令传递给末梢神经的运动神经也同样会受到损害，只是发病比例不如末梢神经病变、自主神经病变那么高。当运动神经受到损害时，不仅会影响肌肉协调运动，而且会导致肌肉力量下降、肌肉萎缩。如果面部肌肉或眼球运动肌肉产生麻痹，可能会导致出现口眼歪斜。

虽然多数糖尿病神经病变患者本人都会有感觉，但也有部分病变无自觉症状。因此，医生除了询问患者，还会根据情况进行检查（神经功能检查）来确认是否存在神经病变，判断是否发病。最常用的检查方式是检查膝腱、跟腱反射是否正常。除此之外，末梢神经功能检查还包括运动神经传递速度检查、感觉神经传递速度检查、触觉、痛觉、温度感觉检查、振动觉检查等。在自主神经功能方面，还应根据需要检查消化道、心血管系统、膀胱功能等是否存在异常。

### 常见的神经病变的症状表现有哪些？

1. 出汗异常：常见吃饭时头颈部出汗，甚至大汗淋漓。一般来说，下肢远端及下半身无汗，而头部及上半身容易出汗。

2. 体位性低血压：当突然站起时脑部血压调整不畅，产生目眩、头晕。

3. 胃肠病变：消化功能不良，有呕吐、恶心感，食欲不振。

4. 膀胱病变、勃起障碍：即使膀胱内有尿也无尿意、无法排尿或排尿后仍有残余尿意、勃起功能障碍。

5. 手足麻痹、疼痛：指趾尖感觉麻木、走路像踩着棉花一样，或者手脚感觉发冷。

6. 痉挛：小腿肌肉痉挛。放松或睡眠时比运动时更容易出现。

7. 面部神经麻痹：面部运动神经麻痹，出现无法良好进食、嘴角歪斜、流口水等症状。

8. 眼肌麻痹：眼睛运动肌肉麻痹，出现对眼症状。

### 如何预防糖尿病神经病变？

糖尿病神经病变在糖尿病患者中发病率高达 90％，到疾病后期，难以缓解的疼痛、肢端麻木和感觉迟钝、易于发生外伤、伤口经久不愈甚至感染、坏疽等，给患者带来极大的痛苦。和所有糖尿病慢性并发症一样，糖尿病神经病变最重要的预防及治疗措施是严格控制饮食，适当运动，合理应用降糖药物，纠正高血糖、高血压和高血脂。戒烟对糖尿病神经病变的预防也十分重要。

### 什么是勃起功能障碍（ED）？

勃起功能障碍（ED）是自主神经病变的一种。可能因脑部所产生的性欲传递困难而产生，不仅会因神经病变而发病，还可能因患者心理作用而产生心因性功能障碍。虽然经常说"糖尿病会导致 ED"，使得人们往往认为男性糖尿病患者都会发病，但实际上发生比例并没有那么高。而且，即使出现了病变，如果血糖控制得到改善的话也能够得到自然恢复。当病情较严重时，可考虑采用能够对局部动脉进行扩张的万艾可（Viagra）等勃起功能障碍治疗药物进行治疗。

### 什么是糖尿病足？

许多人认为，得了糖尿病只要是脚出现了问题就是糖尿病足，实际上这种认识是不正确的。糖尿病足就是民间所称的烂脚，又称糖尿病肢端坏疽，属于祖国医学"脱疽"范畴，是导致糖尿病患者致残、致死的严重慢性并发症之一，由于糖尿病血管病变和（或）神经病变及感染等因素，导致糖尿病患者足或下肢组织破坏的一种病变。根据世界卫生组织（WHO）定义：糖尿病足是指糖尿病患者由于合并神经病变及各种不同程度末梢血管病变而导致下肢感染、溃疡形成和（或）深部组织的破坏。严格地说，只有足部组织出现了破溃后才能称为糖尿病足，如果只是出现足部麻痛不伴有破溃只是糖尿病周围神经病变，这属于糖尿病足发生的高危因素，尚不能称为真正意义的糖尿病足。

糖尿病足严重者可以导致截肢，糖尿病患者下肢截肢的危险性是非糖尿病病友的 40 倍。中国国内糖尿病患者并发足坏疽的约占 0.9%～1.7%，60 岁以上的老年病人并发糖尿病足坏疽的占 2.8%～14.5%，国内本病的截肢率 21%～66%。糖尿病足不仅给糖尿病患者本人带来痛苦，而且，给家庭乃至国家增添巨大的经济负担。

## 如何预防糖尿病足的发生？

控制良好的血糖、血压是防止发生糖尿病足的根本。此外，在日常生活中还需要注意以下几点：

1. 每天检查双足：视力差的糖尿病患者需要家人的协助，查看足底皮肤有无红肿、水疱、脚癣、破溃等。夏天足部容易出汗诱发霉菌感染，每天洗脚后要保持局部干燥、清洁。

2. 正确修剪趾甲：趾甲变软时平整横剪趾甲，不宜剪得太短太靠近皮肤，以免损伤皮肤引起感染。更不能在胼胝或鸡眼处使用刺激性药物以免引起皮肤的破溃，更不能自己使用刀、剪等进行修剪。

3. 洗脚应注意水温：水温不超过 39～40℃，最好先用手试水温，以免烫伤。洗脚时间不宜过长，不超过 10 分钟。不要用力揉搓，用柔软的吸水性强的毛巾轻轻擦干，特别是足趾间要避免擦破，以防发生微小的皮肤损伤。

4. 鞋子的穿着也有讲究：即使是夏天，也不宜穿暴露脚趾、足跟的凉鞋或硬皮鞋。应选择质地柔软、透气的布鞋、软皮鞋，大小要合适。高危糖尿病足患者可以采用治疗性鞋，最大限度降低足底压力，预防足底溃疡的发生。另外，夏天切忌因贪凉在家赤脚行走，或到海边旅游时赤足在沙滩上行走，以防异物损伤足部皮肤。

5. 袜子要注意舒适度：选择吸水性好、透气性好、松软宽松的，穿袜子时要保证袜子平整、无褶皱，不穿带补丁或有破洞的袜子。袜口不宜过紧，以免影响血液循环，需要每日更换，保持清洁。

6. 不要自行处理足部水疱：老年糖尿病患者有时容易出现糖尿病皮肤大疱、血疱，注意不要自行将其挑破，要找医护人员在无菌条件下处理，以免合并细菌感染。

## 糖尿病患者发生糖尿病足的原因是什么？

糖尿病足病是糖尿病患者较为常见的并发症，也是糖尿病患者致死致残的主要原因之一。糖尿病足的基本发病因素包括神经病变、血管病变及感染，三者共同作用，导致糖尿病足组织的坏死、溃疡。

### 神经病变

感觉神经病变是糖尿病足的重要原因，感觉减退或消失使糖尿病患者失去了足部的自我保护能力，比如洗脚时水温过高正常足会感觉到从而避开，但感觉减退的足往往会被烫伤。另外，自主神经病变的糖尿病患者会有足部皮肤干燥、皲裂现象发生，足部裂口会成为感染的入口。

### 血管病变

周围血管病变造成糖尿病患者下肢供血减少，循环障碍。比较典型的是间歇性跛行现象，即行走不远就出现下肢肌肉酸痛，需要休息后才能缓解，但继续行走后这种现象会再次发生，从开始走到出现疼痛的时间越短，说明下肢病变的程度越严重。但更多的糖尿病患者可以没有这种现象也发生了足的溃疡，或在缺乏感觉的足受到损伤之后缺血病变加重了足病变。所以，改善下肢循环对于糖尿病病程长的老年糖尿病病友尤为重要。

### 感　染

未控制好血糖的糖尿病患者机体防御机制减弱，对入侵微生物的抵抗能力减弱、容易感染。再加上足部的神经病变，肢端感觉及血液循环障碍，一旦感染，病情很容易快速进展甚至导致截肢。

因此，糖尿病患者在平常生活中应多注意，多和专科医生进行沟通，听从医生意见，对身体进行必要的检查，掌握自身血管和神经病变的情况及程度，及预防糖尿病足的发生。

### 糖尿病足的临床表现都有哪些？

了解糖尿病足的临床表现有助于预防老年糖尿病足的发生：

#### 缺血的主要表现

糖尿病足常见皮肤营养不良，肌肉萎缩，皮肤干燥，弹性差，皮肤温度下降，有色素沉着，肢端动脉搏动减弱或消失，血管狭窄处可闻血管杂音。最典型的症状是间歇性跛行，静息痛，下蹲起立困难。当病人患肢皮肤有破损或自发性起水泡后容易被感染，形成溃疡、坏疽或坏死。

#### 糖尿病足的一般表现

由于神经病变，患肢皮肤干而无汗，肢端刺痛、灼痛、麻木、感觉迟钝或丧失，呈袜套样改变，脚踩棉絮感；因肢端营养不良，肌肉萎缩，屈肌和伸肌失去正常的牵引张力平衡，使骨头下陷造成趾间关节弯曲，形成弓形足、槌状趾、鸡爪趾等足部畸形。当糖尿病足的病人骨关节及周围软组织发生劳损时，病人继续行走易致骨关节及韧带损伤，引起多发性骨折及韧带破裂，形成夏科氏关节，X线检查多有骨质破坏，有的小骨碎片脱离骨膜造成死骨影响坏疽愈合。

**糖尿病足溃疡的表现**

糖尿病足溃疡按照病变性质分为神经性溃疡、缺血性溃疡和混合性溃疡。神经性溃疡：神经病变在病因上起主要作用，血液循环良好。糖尿病足通常是温暖的、麻木的、干燥的，痛觉不明显，足部动脉波动良好。有神经病变的足可有两种后果：神经性溃疡和神经性关节病。单纯缺血所致的足溃疡，无神经病变，则很少见。神经-缺血性溃疡这些患者同时有周围神经病变和周围血管病变。足背动脉搏动消失。这类患者的足是凉的，可伴有休息时疼痛，足边缘部有溃疡和坏疽。

## 糖尿病足病变的分类和分级是怎样的？

糖尿病患者一旦得了糖尿病足病，了解糖尿病足的分级和分类可更好地配合糖尿病专科医生的治疗，了解医生的治疗方案。一般常用的分级和分类方法如下：

**糖尿病足按照病因性质分类**

1. 神经型：血液循环良好，足部麻木、干燥、痛觉不明显，足背动脉搏动良好。

2. 缺血型：下肢血管缺血病变造成肢端坏疽。

3. 混合型：同时有神经病变和周围血管病变。

**糖尿病足按照病变性质分类**

1. 湿性坏疽：由于糖尿病患者的血管硬化、斑块已形成，肢端神经损伤，血管容易闭塞，同时微循环受到破坏，坏死组织的代谢物无法排出，长久堆积后，形成病变组织严重腐败菌感染，局部组织肿胀。

2. 干性坏疽：干性坏疽是凝固性坏死加上坏死组织的水分蒸发变干的结果，此时动脉受阻而静脉仍通畅，故坏死组织的水分少，再加上在空气中蒸发，故病变部位干固皱缩，呈黑褐色，与周围健康组织之间有明显的分界线。

3. 混合性坏疽：比较多见，约站糖尿病足病人的 1/6，因肢端某一部位动脉阻塞，血流不畅。引起干性坏疽，而另一部位感染化脓引起湿性坏疽。其特点是干、湿性坏疽的病灶同时发生在同一个肢端的不同部位。

### 如何治疗糖尿病足溃疡？

不提倡糖尿病患者自行处理足溃疡，一旦出现皮肤破溃，形成溃疡，患者应该到医院就诊，专科医生会在评估患者全身状况、局部溃疡性质后决定治疗方案。下面介绍一下糖尿病足溃疡的治疗原则：

1. 控制高血糖：溃疡面大、感染严重时常常需要更换胰岛素控制血糖，饮食中要适当增加蛋白质的含量，以保证营养的摄入，另外，要注意高脂血症和高血压的治疗。

2. 改善循环功能：改善下肢血液供应，需要使用扩张血管、活血化瘀的药物，比如前列腺素 $E_1$ 等。

3. 营养神经、改善神经功能：可使用神经营养因子和一些维生素等。

4. 控制感染：症状轻的患者可用口服抗菌素控制感染，感染严重的往往需要对破溃部位的组织进行菌培养＋药敏实验，以选择合适的抗菌素有针对性地治疗。

5. 局部处理：广泛清创，包括清除坏死组织以全面暴露伤口，充分引流脓液，去除慢性肉芽组织内衰老的肉芽组织；局部外用药，抗生素、生长因子、中药等，可以促进溃疡的愈合。

6. 外科治疗：足部坏疽严重者需要进行清创和骨切除，严重者可能需要截肢。

## 糖尿病足患者如何过冬？

对于糖尿病患者来说，采取必要的预防措施来保护足部不受到所有相关的伤害是非常重要的。冬季血液循环差，糖尿病患者必须掌握一些早期防治的基本常识。

### 选择合适的鞋袜

软皮皮鞋、运动鞋是最理想的鞋子。鞋型宜选择方头，要保证鞋较足略宽、透气且有一定的抗击外力的作用。不要穿高跟、尖头、硬皮鞋。穿新鞋时间不要超过 2 小时，且与旧鞋交替穿，以保护双脚。经常检查并取出鞋内可能存在的异物。袜子应选择棉质的，既吸汗又透气。袜子不要太大，不要穿有松紧带的袜子。每日换洗，不要穿有补丁或破口的袜子，以防脚的压力不均，影响足部血液循环。

### 洗 脚

为保持足部卫生，建议糖尿病患者必须每日洗脚。洗脚前，一定要先用手或温度计试水温，因为大多数糖尿病患者都存在不同程度的足部神经病变，对温度的感觉能力下降。一般要求用 40℃ 左右的温水，可一边泡脚，一边加入温水，泡脚的时间也不宜过长。洗完脚后要用软干的毛巾将脚擦干，并一定要擦干趾缝之间的水迹。冬季足部皮肤易干裂，可用润肤霜均匀涂抹在足的表面。

### 注意取暖方式

冬季切记不要在脚边使用热水袋、电热取暖器或直接烤火取暖，若需要用热水袋时一定要注意水温不超过 50℃，热水袋不能直接接触皮肤，以免足部被烫伤。

### 足部检查

定期检查足部，一旦不小心伤了皮肤，不要自己擅自处理，一定要去医院正确处理伤口。若有皮肤干裂、湿冷、水肿、肤色变暗、感觉缺失、趾甲变形或局部红肿痛热等，都可能提示已经出现了足部病变，必须尽早到医院就诊。特别要强调的是，千万不能用锐器自己修脚或是用有腐蚀作用的药膏涂抹，以免足部损伤，造成不可挽回的后果。采取必要的保护措施和足部护理方法，能减少患严重足部疾病的危险。

## 为什么下肢动脉硬化闭塞症易被漏诊？

糖尿病下肢血管病变是指在糖尿病的基础上大动脉或中小动脉出现的粥样硬化病变或因粥样硬化斑块破溃，继发血栓形成，引起的下肢动脉管腔狭窄、堵塞导致组织缺氧性损伤、直至坏死的一类疾病。糖尿病下肢血管病变绝大部分发生在中小动脉、股腘动脉和小腿胫腓动脉。

下肢动脉硬化闭塞症特别是慢性下肢动脉闭塞症症状隐蔽，极易与退行性骨病变的症状混淆、易被患者忽视、很容易被漏诊。特别是 2 型糖尿病病史超过 10 年、年龄大于 55 岁或合并心脑血管病的患者，如果症状很像下肢动脉硬化闭塞症、要尽快去血管外科就诊。

下肢动脉硬化闭塞症由动脉粥样硬化引起，因此，患者其他部位的大血管也多数存在病变。在下肢动脉硬化闭塞症患者中，25%～30%的患者有缺血性心脏病，30%的患有高血压。

下肢动脉硬化闭塞症的典型症状如下：

1. 腿脚麻木、冷感、下肢疼痛、不能长距离行走。随着缺血程度的加重，糖尿病患者行走的距离越来越近。

2. 短距离（200～300米）步行后小腿肚或大腿出现疼痛，无法行走，必须休息片刻后才能继续活动。再行走一段距离症状会重复出现，快速行走更容易出现症状，称为间歇性跛行。这是因为下肢动脉狭窄或阻塞时，血流量减少，走路时腿部肌肉因血供不足出现代谢产物蓄积，引起肌肉痉挛、疼痛及疲乏无力，休息片刻后，因组织耗氧量减少，症状缓解。

3. 缺血性静止性疼痛。即使在休息时也感到疼痛、麻木和感觉异常，能够步行的距离变得越来越短（30—50米），正常的起居生活都出现困难。

4. 出现自发性坏疽。脚趾及脚尖皮肤出现坏死或者皮肤缺血性溃疡。常伴有剧烈疼痛，夜间尤甚。组织缺血坏死，可合并感染，最终导致截肢，严重时还可危及生命。

## 糖尿病低血糖症是什么？

如果血糖低于2.8mmol/L，在此基础上有头晕、心慌、出汗、手脚麻木无力、饥饿感、眼睛看不清东西等症状，就是低血糖症了。还有一种特殊的情况就是糖尿病患者原本血糖很高，比如是13mmol/L，但是短时间内突然降到5mmol/L，虽然血糖值不低，但是因为患者无法适应如此大的血糖波动，也会出现低血糖的症状。总之，低血糖反应不但与血糖的高低有关系，还于血糖降低的速度、幅度有关。大多数低血糖见于胰岛素或磺脲类药治疗病人或者饮酒过多者。

## 为什么老年糖尿病患者易发生低血糖症？

老年糖尿病患者的生理病理状态决定了他们容易出现低血糖症。老年人调节血糖的器官如胰腺、胃肠、肝脏等老化，人体调节血糖的能力下降，升血糖激素（如胰高血糖素、肾上腺素、生长激素）减少，一旦发生低血糖时，不能及时产生升糖反应；老年人的肝肾功能减退，导致降糖药物在体内蓄积，肝糖原输出不够；老年人新陈代谢减慢，用药易发生低血糖，尤其是服用一些长效磺脲类降糖药如优降糖时，易发生夜间低血糖，对此应特别当心；老年人往往会合并多种疾病，合用多种药物如糖皮质激素、利尿剂、β受体阻滞剂等，相互影响，导致老年糖尿病患者发生低血糖。而且，有一部分神经已经受损的老年糖尿病患者可能发生"未觉察的低血糖"，即当血糖降低到一般人会出现头晕、出冷汗、心悸、饥饿感等症状时，老年人却毫无感觉。直到血糖降低到影响大脑功能时，才会发生神志不清或直接进入昏迷状态。这种情况就更危险，抢救不及时易危及生命。而且，老年糖尿病患者易并发动脉硬化及心血管病变。一旦发生低血糖可诱发脑血管意外和心肌梗死，这都是很危险的。

有些患者觉得控制血糖就是将血糖降得越低越好，更有甚者采用饥饿疗法。这是个严重的误区，不要说非糖尿病患者，就算是糖尿病患者，有很多人也不了解低血糖的危害。

## 低血糖反应的临床表现有哪些？

低血糖反应是血糖浓度低于一定水平而引起交感神经过度兴奋和脑功能障碍。低血糖的症状往往出现迅速，早期的时候会出现心慌、手抖、出冷汗、面色苍白、四肢冰冷、麻木和无力，同时有头晕、烦躁、焦虑、注意力不集中和精神错乱等神经症状。如果出现以上的一个或多个表现，就要警惕低血糖的可能，尽快采取措施，阻止病情进一步发展。如果继续发展，大脑皮层就会受到抑制，出现剧烈头痛、言语不清、答非所问、反应迟钝、眼前发黑、视物不清，有时全身肌肉抽动、甚至抽风，最后完全失去知觉发生昏迷和各种反射消失。如仍得不到及时抢救，最终将导致死亡。那些血糖突然降很快或者自主神经病变轻者早期就能发现，但是对于一些老年患者或者存在自主神经病变较严重者，可能血糖已经很低了却不出现前期表现而直接进入昏迷状态。因此老年患者一定要严防低血糖的发生。

### 糖尿病性低血糖症应与哪些疾病鉴别？

如果低血糖的时候出现头痛、头晕、恶心、呕吐等容易误诊为脑出血；当出现肌张力降低、瞳孔反射减弱或消失、感觉异常时就会以为是脑梗塞；如果出现心律失常、胸痛等症状，则可能以为是心脏病发作；严重时出现肢体抽搐、牙关紧闭、二便失禁会作出癫痫的诊断。临床曾有一位70岁的老年患者反复发生乏力、眼前黑矇等症状被诊断为癔症，经检查后才发现是因为低血糖。低血糖的症状可谓是千变万化，一不留神可能就会被它的表象误导。因此，临床上见到出现以上症状的患者要将测血糖作为常规的检查之一。

### 磺脲类口服降糖药引起的低血糖反应有哪些特点？

磺脲类药物是发现最早和使用最广泛的口服降糖药物，

其中格列本脲是目前治疗 2 型糖尿病常用的第二代磺脲类口服降糖药物，具有作用强、剂量小、价格便宜等特点。由于降糖作用强，常常因使用不当导致低血糖的发生。格列本脲引起严重低血糖的危险因素包括高龄、体弱、药物过量伴摄食不足、肝肾功能受损，以及各种原因引起的肾上腺或垂体功能减退等。该类药物较易引发低血糖可能与其半衰期较长有关，故引起的低血糖持续较久，难以纠正，增加了治疗的难度。因此，治疗症状平稳后要再观察 3～4 天，以防止低血糖复发。

### 胰岛素引起的低血糖反应有哪些特点？

用胰岛素治疗的患者往往基础血糖高、波动大，过快地降低血糖，部分患者的血糖降至正常或接近正常时，可发生低血糖反应，且发作常很突然。长期用胰岛素治疗者的低血糖反应很不典型，一部分患者无心慌、多汗、饥饿感，而迅速发展为低血糖昏迷。患者发生低血糖时的精神异常表现虽然多种多样，但每个人在各次发作时的表现基本相同。临床上常遇到糖尿病性低血糖症患者第一次抢救成功后再度昏迷的情况，且常易形成反复发作的低血糖昏迷。发生时间大多是胰岛素作用较强时刻，如在餐前、夜间或活动增加以后。

### 糖尿病性低血糖症的治疗、护理原则是什么？

很多糖尿病低血糖患者都知道有这样一句话："一次致死性低血糖可以抵过 10 年的糖尿病治疗"，积极处理低血糖可以减少低血糖造成的危害。症状轻、意识清醒者可以立即吃点饼干、馒头、巧克力，喝点果汁、牛奶等。若为 a-糖苷酶抑制剂引起的低血糖就要直接喝葡萄糖水治疗。如果患者出现昏迷，家人千万不要硬性的往患者嘴里塞食物，因为人在昏迷的时候食道松弛，很容易导致食物进入气管，这可能会发生生命危险。家属这个时候不要忘记尽快拨打 120 或者将患者送往医院就诊。如果确定为磺脲类药物导致的低血糖，则需要观察 3～4 天。对于昏迷时间超过 5 小时以上的患者则需要注射糖皮质激素以稳定脑细胞膜、减轻脑水肿、促进血糖升高。

### 什么是糖尿病酮症酸中毒，有哪些危害？

糖尿病酮症酸中毒是常见的糖尿病的严重并发症之一，主要是由于体内胰岛素缺乏或存在胰岛素抵抗，但是却不能利用葡萄糖，为了提供能量，导致脂肪大量分解，产生大量酸性的酮体，最后导致以严重脱水、高血糖、高酮血症、酮尿和酸中毒为主要表现的临床综合征。糖尿病酮症酸中毒的危害非常广泛，常常涉及人体的多个系统，轻者可以造成原有的糖尿病症状加重，严重者可致循环衰竭、肾功能障碍、昏迷甚至死亡。

糖尿病酮症酸中毒可以分为三个阶段：第一个阶段为糖尿病酮症，也叫单纯性酮症。高血糖是酮体产生的基础，严重的高血糖（＞16.7mmol/L）未及时纠正，导致酮体生成过多，在人体堆积，就会出现四肢无力、多饮、多尿、口渴等症状，除了血酮尿酮阳性外，血液酸碱度保持在正常范围。如果没有采取积极的措施进行治疗，酮体越积越多，就会发展成第二个阶段糖尿病酮症酸中毒，出现呼吸加快加深带有烂苹果味、皮肤黏膜干燥、弹性差、眼窝凹陷、心慌等症状。如果酮体持续增加，酸中毒继续发展，就会到糖尿病酮症酸中毒的最后阶段——昏迷甚至死亡。

### 糖尿病酮症酸中毒诱因有哪些？

糖尿病酮症酸中毒主要发生在 1 型糖尿病患者中，在糖尿病诊断后的任何时期都可能发生，而 2 型糖尿病患者在感染等应激情况下也会发生。常见的诱因如下：

1. 各种感染：据报道，约 50％ 以上的糖尿病酮症酸中毒是由感染引起的，以呼吸道、胃肠道、泌尿道感染最常见；

2. 各类应激：创伤、手术、分娩、过度劳累、情绪波动等；

3. 糖尿病患者口服降糖药物用量不当或产生耐药性，停用或减少胰岛素的用量，大剂量应用导致血糖升高的药物等。部分糖尿病患者以糖尿病酮症酸中毒的方式发病；

4. 暴饮暴食，进食大量含糖食物或高脂肪食物，过度饮酒、抽烟以及限制饮食或剧烈呕吐腹泻导致机体能量不足；

5. 某些内分泌疾病如库欣综合征、垂体瘤等；

6. 约有 25％ 的 2 型糖尿病患者诱因不明。

### 糖尿病酮症酸中毒的临床表现有哪些？

糖尿病酮症酸中毒临床上的症状，早期表现为原有糖尿病症状如多尿、口渴等症状加重，伴有食欲不振、恶心、呕吐、腹痛等胃肠道症状，进一步发展可表现为视力模糊、嗜睡、烦躁不安、精神不振，以致昏迷死亡。由于呕吐、大量排尿及进食不足而引起严重脱水，表现为皮肤干燥、弹性减低、四肢冰冷等周围循环衰竭症状。这时病人呼吸常深而快，呼出气中会带有烂苹果味。

### 糖尿病酮症酸中毒的治疗原则是什么？

对于轻度的酮症酸中毒患者应鼓励进食进水，用足胰岛素以利血糖下降和酮体消除；中度和重度酮症酸中毒应用小剂量胰岛素疗法，必要时纠正水、电解质及酸碱平衡。治疗过程的始终，都应注意去除诱因，这不仅有利于酮症酸中毒的治疗，而且可防治酮症酸中毒的复发。

1. 小剂量胰岛素疗法：根据患者的情况可以选择静脉静滴及皮下注射。

2. 补液：对重症酮症酸中毒患者十分重要，不仅利于失水的纠正，而且有助于降血糖和消除酮体。成年酮症酸中毒患者一般失水 3～6 升，原则上前 4 小时应补足水量的 1/3～1/2，以纠正细胞外脱水及高渗问题。目前主张先用低渗溶液，之后根据情况选择等渗溶液。

3. 纠正电解质紊乱：糖尿病酮症酸中毒时应积极补钾，对于血钾正常或低者，经补液后有尿开始就要补钾；低血钠发生率低，若发生也要补钠。

4. 纠正酸中毒：首先值得强调的是，只有重度酸中毒方需补碱，补碱不宜过早。一般 pH$<$7.1 或 $CO_2CP$$<$9mmol/L 时才需补碱，应用碳酸氢钠，不用乳酸钠。胰岛素与补碱避免用一个通道，防止胰岛素的作用减弱。

5. 其他：包括针对诱因的治疗，如应用抗生素抗感染，昏迷的患者注意吸痰。同时要监测血糖、尿酮、电解质等化验指标，加用心电监护观察心功能。通过这些辅助手段了解治疗效果，及时调整治疗方案。

## 糖尿病高渗性昏迷的诱发因素有哪些？

所谓的高渗，好比腌制黄瓜时大量的盐把黄瓜里的水挤出来一样，HNDC时人体的细胞组织就像泡在高浓度的糖水里，在这种高渗状态下，因失水而影响生理功能，导致了一系列的症状发生。在各种诱因的作用下，人体处于一种相当严重、危险的境地：严重的高血糖、脱水、高渗状态、循环衰竭、电解质紊乱等，随着病情的发展，脑细胞脱水逐渐加重，患者就会出现烦躁、精神恍惚、反应迟钝、表情淡漠甚至昏迷。常见的诱因包括：

1. 应激和感染：肺炎、泌尿系统感染、急性胃肠炎等是常见的感染。脑血管意外、急性心肌梗死、急性胰腺炎、外伤、手术、中暑或者低温等紧急情况；

2. 高糖摄入：大量静脉输注葡萄糖、进食大量含糖食物或者鼻饲高营养物质；

3. 药物：各种引起血糖增高的药物如糖皮质激素、各种利尿剂、苯妥英钠、普萘洛尔等，尤其是利尿药如双氢克尿噻、速尿等，不仅加重失水，而且有抑制胰岛素释放和降低胰岛素敏感性作用；

4. 水丢失多或摄入不足：如大面积烧伤、应用利尿药、剧烈的呕吐腹泻；或因缺水、限制饮水、老年人因渴感减退导致未及时补充水分造成血液浓缩；

5. 其他原因：影响糖代谢的其他内分泌疾病如甲亢、肢端肥大症等，或者由于肾功能不全、糖尿病肾病导致血糖从尿中流失减少；

总之，临床上几乎所有的HNDC病人都有明显的发病诱因，动物实验也说明高渗性昏迷的发生，除原有的糖尿病基础

糖尿病

还有明显的促发因素，救治时应予查询和去除。

### 糖尿病高渗性昏迷有何特征？

HNDC 是一种常发生在老年 2 型糖尿病患者的急性并发症，由于血糖和血渗透压很高，患者很容易发生昏迷，一旦发病，死亡率可达 40%～60%。起病多缓慢，最初 3～5 天内有前驱症状，如口渴、多饮、多尿加重，或出现消化道症状如恶心、呕吐等。进而患者会出现明显的失水、循环不良的体征如消瘦、眼球内陷、皮肤干燥出冷汗、心跳加快、血压降低、脉快而细等。严重时会出现各种程度的意识障碍，如淡漠、嗜睡等，约半数的患者会出现意识模糊。除此之外，还可能出现偏瘫、失语、眼球震颤、病理反射阳性、局灶性或全身性癫痫发作等，此时对于那些既往没有糖尿病史的人，可能会被认为是神经系统疾病而耽误治疗，影响预后。

### 糖尿病高渗性昏迷诊断要点是什么？

除了通过患者的各种症状和体征外，实验室辅助检查也有助于诊断。

1. 血糖、尿糖：血糖＞33.3mmol/L（600mg/mL），可达 55.5～138.8mmol/L（1000～2500mg/mL），尿糖强阳性；

2. 血浆渗透压＞350mOsm/L，有效血浆渗透压＞320mOsm/L；

3. 血、尿酮体：正常或者弱阳性；

4. 电解质：血钠、钾可正常、降低或升高。病情重的老年患者常常存在高钠血症；

5. 血酸碱度：约 50% 患者有轻度的代谢性酸中毒，但是一般动脉血 pH>7.3，$HCO_3^- $>15 mmol/L；

6. 尿素氮和肌酐：尿素氮和肌酐显著升高提示存在肾脏损害；

7. 血常规：白细胞、红细胞比容升高提示脱水导致血液浓缩。

为避免漏诊、误诊，争取早期诊断，凡具备主要症状、体征、关键性实验室检测指标者，无论有否糖尿病病史，均应高度考虑本病的可能。

### 糖尿病高渗性昏迷诊断时应注意哪些问题？

昏迷是临床常见的急症，因此，糖尿病高渗性昏迷时要注意与其他原因引起的昏迷相区别。

1. 糖尿病酮症酸中毒：多发生于青少年、较多有糖尿病史，常有感染、胰岛素治疗中断等病史，会出现酸中毒大呼吸，呼出气体中有"烂苹果"味，血糖通常小于 33.3mmol/L，pH降低；2. 乳酸性酸中毒：常有肝、肾功能不全或慢性肺功能不全，起病较急，血糖正常或者稍高，血乳酸值>5 mmol/L；

3. 低血糖昏迷：有糖尿病史，有注射胰岛素、口服降血糖药、进食过少、劳动过度等病史，发病较突然，急查血糖小于 2.8 mmol/L，尿糖阴性；

4. 脑血管疾病：既往有高血压动脉硬化、冠心病、房颤史，血糖、尿糖等指标可在正常范围，CT、MRI 等影像学检查及神经内科查体有助于鉴别。

### 糖尿病高渗性昏迷治疗原则是什么？

糖尿病高渗性昏迷并发症较多，死亡率高。所以，一旦明确诊断，应立即开始治疗。

1. 首先进行一般处理，如去除诱因，常规生命体征监护，对于昏迷的老年患者要插入胃管及保留导尿管，严密观察病情变化，并立即进行血、尿常规、血糖、渗透压等检查；

2. 治疗重点在于大量补液，目的在于积极纠正高渗脱水状态，恢复血容量。补液的性质目前多数主张开始输等渗液，有利于恢复血容量和防止因血渗透压下降过快导致脑水肿。一般按病人的失水量相当其体重的 10%～12% 估计。

3. 短效胰岛素：通常采用小剂量持续静脉滴注，平稳降低血糖，期间应严密监测血糖、尿糖变化，及时调整胰岛素用量；

4. 纠正电解质紊乱：由于大量失水及胰岛素的治疗，易导致血钠、钾异常，一旦发现，及时纠正；

5. 纠正酸中毒：轻度的酸中毒可经补液、胰岛素治疗，若出现明显酸中毒，则需要应用碱性药物。

同时，对于并发症如乳酸性酸中毒、血栓形成、心脑血管并发症、弥漫性血管内凝血等给予足够的重视，积极预防并发症的发生发展。

## 为什么说开展糖尿病教育是关键？

糖尿病是一种慢性疾病，它的治疗是一个漫长的过程。在这个过程中，医生的用药指导只是一个方面，更重要的还是患者自己能够长期坚持规律用药，进行严格的饮食控制，规律的运动，定期的监测血糖，定期到医院复诊。这些都是医生无法做到的。

只有患者自己意识到自身的责任，意识到糖尿病防治的重要性，才能自觉地遵从医嘱，对自己的健康负责。而这个前提就是糖尿病教育，只有患者了解糖尿病是怎么回事，如何去防治，才能知道做什么、怎么做。很多人在糖尿病发展到比较严重的阶段才来就诊就是因为对糖尿病无知。所以，开展糖尿病教育对于糖尿病的早期预防很有帮助。

### 糖尿病患者如何进行自我管理？

1. 血糖的自我监测：血糖检测时间为每餐前、餐后 2 小时、睡前，如果有空腹高血糖，应当监测凌晨 3 点的血糖。血糖控制良好或稳定的患者，应当每周监测血糖 1～2 日。长期血糖控制良好或稳定的患者，监测的次数可以减少。血糖控制差或不稳定的患者，或者患有其他急性病的患者，应当每天监测血糖直到血糖得到控制。注射胰岛素或是用胰岛素促泌剂的患者，应当每天监测血糖 1～4 次。1 型糖尿病患者应当每天至少监测血糖 3～4 次。生病或剧烈运动之前应当增加监测次数。生病或血糖超过 20mmol/L 时，应当同时检测血酮体或尿酮体。

2. 患者要定时测量体重，使体重保持在理想范围内。

3. 掌握食品交换份的计算方法，制定自己的健康食谱，控制饮食。

4. 保持适量运动，但不过度疲劳。

5. 服药定时定量，不随意更改剂量。

6. 注意个人卫生，保护皮肤免受损伤。

7. 保持积极乐观的良好心态，通过接受健康教育，对糖尿病有正确的认识。

### 糖尿病患者如何保持良好的心态？

当被诊断出患有糖尿病时，患者的心情是各种各样的。经常见到有些患者因无法接受心理冲击和压力而表现出否定现实的心理倾向，认为"是不是检查结果不准确啊""我并没有患糖尿病吧"。类似这种心理反应，在心理学上称为"否认心理"，多见于初次知道自己患了严重疾病的患者。如果持续受到这种心理的影响，就会在潜意识里拒绝承认患病事实以及进行治疗的必要性。

对糖尿病要有一个科学认识和态度，要保持战胜疾病的信心和安定、平和的心态，既不过分紧张，又不自暴自弃、放任自流，而是战略上藐视，战术上重视。

有两种对待糖尿病的态度是不可取的。一种是对糖尿病满不在乎，听之任之；另一种就是对糖尿病过分在乎，整天紧张焦虑。持这两种态度的患者都是难以控制好病情的。目前对糖尿病的诊治满不在乎的情况比较多见，这种病人长年不看病、不查血糖、不吃药或者随便找点药吃吃算了，更不会注意并发症的情况，这种态度十分危险，往往要为这种不在乎付出不可挽回的代价。过分在乎的人只要血糖高一点点就十分紧张焦虑，有病乱投医，殊不知血糖本身就是波动的，并且长期地紧张焦虑也不利于血糖控制。对待糖尿病，应该采取"既来之，则安之"的态度，保持开朗、乐观的心态，要有战胜疾病的坚定信念，在具体防治措施上认真对待。

### 糖尿病能不能根治？

很多患者都关注糖尿病到底能不能根治，到目前为止，糖尿病还没有办法根治。因为一旦得了糖尿病，就意味着产生胰岛素的胰岛细胞已经损伤了，而这个损伤是不可逆的，也就是说，一旦损伤就基本不可能修复回正常状态。得了糖尿病以后，有些患者通过严格的饮食运动控制，可以把血糖控制得很好，能够在很长一段时间内不用药。但随着时间的延长和病情的进展，单纯的饮食运动控制力量不够了，可能还是会需要药物治疗。

### 为什么说糖尿病患者注重自我管理就能幸福生活？

近20年来，我国糖尿病的患病率上升了5倍之多，仅次于印度，居世界第二位。我国现在每年新增糖尿病患者在百万左右，这种急剧增高的势头在若干年内仍将继续保持。糖尿病被称为现代人的"健康杀手"，给社会和家庭带来沉重的负担。但与此形成鲜明对比的是，只有很少一部分人能被及时诊断和治疗，不少人是在患糖尿病多年后，甚至在已出现糖尿病各种慢性并发症时才被发现。只要学会自我管理，糖尿病患者的生活一样能够充满活力和乐趣。

糖尿病自我管理主要包括通过接受糖尿病教育理解糖尿病发病机理、过程和治疗知识，设立个人糖尿病控制目标。适宜的饮食控制；把锻炼身体变成生活方式；使用有效的药物治疗；定期检测血糖、尿糖，并根据结果更好地调控血糖；预防、监测和治疗各种急慢性并发症；将心理调节纳入日常生活等。如果把上面所说的这五件事都做好，就能够给糖尿病的治疗打一个非常好的基础，最终的目的是避免并发症，不因为并发症造成残疾或者过早死亡。要达到这个治疗目的，必须有患者的主动参与，患者应该针对不同的情况和不断变化的病情配合医生制定个体化治疗方案。只有积极的自我管理，才能更好地了解自身状况和病情，掌握控制疾病的主动权。

### 糖尿病患者普遍存在抑郁或焦虑情绪吗？

近年来已经发现糖尿病患者抑郁症的发生率明显高于非

糖尿病患者，2型糖尿病患者抑郁状态的患病率为21.8%～60.0%，为普通人的3～5倍，且糖尿病患者的抑郁复发率是非糖尿病患者的8倍。糖尿病患者发生抑郁会导致血糖难以控制，而血糖波动又会增加患者的心理负担，形成恶性循环，严重影响患者及其家人的生活质量，甚至导致一些悲剧的发生。女性情绪波动更大，患抑郁的危险比男性高。同样，糖尿病病程较长、并发症较多的患者精神压力及经济负担更大，抑郁的患病率更高。因此，对于女性、病程长、并发症多、血糖长期控制不良者，尤应注意排查抑郁等心理疾患并及时治疗，以更好地提高糖尿病患者的生活质量。

### 心理因素会引发糖尿病吗？

这种说法有一定的道理，但是这种心理因素一定是负面的。现在越来越多的人加入到糖尿病的行列中来，这与过大的心理压力及生活不规律等都有一定的关系。而一些糖尿病患者由于生活事件的突然打击，病情可在一夜之间恶化。研究表明，糖尿病患者的性格倾向于内向的人群。经流行病学的调查统计，工作节奏快、生活压力大因为这种状态会使人体的交感神经兴奋，兴奋的交感神经直接作用于胰岛 β 细胞，抑制胰岛素分泌，同时体内的升糖激素浓度大幅度升高，可使胰岛 β 细胞的功能衰竭而成为糖尿病的诱因。

### 糖尿病患者如何疏泄不良情绪？

病从口入，人人皆知，但病由心生，却一直被人们所忽视。不良情绪与糖尿病病情的恶化会形成恶性循环，造成严重的后果。心理因素对疾病的发生、发展和转归起着重要的作用。因此学会如何自我调适，疏泄不良情绪，快乐地面对每一天是糖尿病治疗过程中的重要部分。因此，在接受糖尿病健康教育、积极了解糖尿病知识的同时，可以采取以下方法：

**去做喜欢的事情转移注意力**

各种情绪的产生都离不开环境。避免接触强烈的环境刺激，有时是必要的，但最好是学会情绪的积极转移，即通过自我疏导，主观上改变刺激的意义，从而变不良情绪为积极情绪。如果爱好文艺，不妨去听听音乐，跳跳舞；如果喜欢体育运动，可以打打球、游游泳等，借以松弛一下绷紧的神经；或者观赏一场幽默的相声、哑剧、滑稽电影；如果天生好静，那也可以读一读内容轻松愉快、饶有风趣的小说和刊物。总之，根据自己的兴趣和爱好，分别采取自己喜爱的活动。这种自娱自乐的活动可以舒体宽怀，消忧排愁，怡养心神，有益于人之身心健康。

**寻求朋友和亲人的安慰**

可以多和别人聊天，将心中的委屈、压抑、担心、焦虑统统说出来，或者参加社区医疗心理辅导小组来寻求帮助和安慰。在这种交流沟通中，一方面对糖尿病的了解多了，会消除悲观、焦虑的情绪；另一方面，从与别人的交流中也会得到快乐、安慰和踏实感，有利于解除心理压力。

**体育锻炼**

定期进行体育锻炼，增强体质，不仅有利于病情的控制，也是消除不良情绪的基础。

**音乐疗法**

音乐能缓解紧张、焦虑情绪，适当地聆听音乐可以使心情舒畅，能够使患者更好地控制血糖。

## 什么是糖尿病的三级预防？

近年来，糖尿病发病率居高不下，有关糖尿病的许多谜团至今都没有被破解，但这并不意味着面对糖尿病我们就束手无策。只要我们积极接受健康教育，采取切实有效的行动，把好防治糖尿病的三道防线，做到早发现、早诊断、早治疗，就能有效地防控糖尿病，与健康结伴而行。

**一级预防**

一级预防也称初级预防，是最为重要的一道防线，尤其是高危人群要特别重视这道防线。树立正确的饮食观，采取合理的生活方式，最大限度地降低糖尿病的发生率。虽然糖尿病并发症的发生跟遗传因素有关，但遗传因素往往也要依托不良的生活方式和习惯而发生作用，只要我们把好了生活因素和环境因素这道关卡，就能拒糖尿病于我们的身体之外。

根据糖尿病的类型及致病原因，我们可以采取有针对性的预防措施。诱发2型糖尿病的主要诱因是热量过度摄入、肥胖、缺少运动，因此，糖尿病高发及易发人群应针对这些诱因，调理自己的生活方式及习惯，如制定和实施低糖、低盐、低脂、高纤维、高维生素等预防糖尿病的最佳饮食方案，定期对体重进行监测。体重增加时，应及时限制饮食，增加运动量，使其尽早回落至正常水平。尤其是那些家族中有糖尿病史而本人又肥胖多食、血糖偏高、缺乏运动的高危人群，更要注意此点。需戒烟、戒酒，杜绝一切不良生活习惯。相对来讲，1型糖尿病预防是比较困难的，预防的主要措施是尽量避免上呼吸道感染及肠道病毒感染，并及时诊治自身的免疫性疾病，提高免疫能力。

### 二级预防

二级预防是尽早发现糖尿病，并进行积极地治疗，预防糖尿病并发症。中老年人是糖尿病的高发人群，应该将血糖测定列人常规的体检项目，即使一次血糖测定正常者，仍要定期测定。如有皮肤感觉异常、性功能减退、视力不佳、多尿、白内障等症状，更应仔细鉴别，尽早诊断，做到早发现、早治疗，避免并发症的发生。二级预防的主要措施如下：

1. 定期体检，及早发现糖尿病。

2. 尚未诊断为糖尿病的高危人群，应注意定期筛查。

3. 一旦确诊为糖尿病，要树立康复的信心和决心，积极与疾病做斗争，接受并配合医生的治疗方案，辅之以科学的饮食、运动手段，进行综合治疗，并定期复查血糖。

4. 控制体重、血压、血脂以及血糖水平。

### 三级预防

三级预防的目的是预防和延缓糖尿病慢性并发症的发生和发展，减少伤残和病死率。糖尿病患者很容易并发其他慢性病，患者多因并发症危及生命。因此，要对糖尿病慢性并发症加强监测，做到早期诊断和治疗，减少并发症造成的危害，提高患者的生活质量。三级预防的主要措施如下：

1. 被确诊为糖尿病的患者，可通过糖尿病知识教育、运动、饮食、药物、自我监测等综合治疗方法，将血糖长期稳定地控制在正常水平的范围。

2. 被确诊为糖尿病的患者，可通过减少有害因素，如吸烟、酗酒、血压及血脂等指标异常，来努力防止或减少糖尿病并发症的发生。

3. 被确诊为糖尿病的患者应定期查眼底、尿微量蛋白、心血管神经系统功能状态，及早发现并发症，并及时、有效治疗。

# 附：部分食物营养成分及热能等值交换表

### 部分日常食物主要营养成分热能及热卡表

（每100克食物中营养成分及热卡）

| 食物种类 | 食物名称 | 总能量（千卡） | 蛋白质（克） | 脂 肪（克） | 碳水化合物（克） |
|---|---|---|---|---|---|
| 主食 | 米饭 | 116 | 2.6 | 0.3 | 25.9 |
| | 馒头 | 221 | 7 | 1.1 | 47 |
| | 面包 | 312 | 8.3 | 5.1 | 58.6 |
| | 面条 | 284 | 8.3 | 0.7 | 61.9 |
| | 油（油食品）条 | 386 | 6.9 | 17.6 | 51 |
| | 粥 | 46 | 1.1 | 0.3 | 9.9 |
| 肉类 | 猪肉（肥瘦） | 395 | 13.2 | 37 | 2.4 |
| | 猪肉（瘦） | 143 | 20.3 | 6.2 | 1.5 |
| | 牛肉（瘦） | 106 | 20.2 | 2.3 | 1.2 |
| | 酱牛肉 | 246 | 31.4 | 11.9 | 3.2 |
| | 羊肉（瘦） | 118 | 20.5 | 3.9 | 3.2 |
| | 鸡腿 | 181 | 16 | 13 | 0 |
| | 鸡翅 | 194 | 17.4 | 11.8 | 4.6 |
| | 鸡胸肉 | 133 | 19.4 | 5 | 2.5 |
| 蛋类 | 鸡蛋 | 147 | 12.8 | 101 | 1.4 |
| | 鸡蛋白 | 60 | 11.6 | 0.1 | 3.1 |
| | 鸭蛋 | 180 | 12.6 | 13 | 3.1 |
| | 鹅蛋 | 196 | 11.1 | 15.6 | 2.8 |
| 水（海）产品 | 鱼肉 | 113 | 16.6 | 5.2 | 0 |
| | 虾肉 | 83 | 16.6 | 1.5 | 0.8 |
| 奶类 | 酸奶 | 72 | 2.5 | 2.7 | 9.3 |
| 奶制品 | 奶酪 | 328 | 25.7 | 23.5 | 3.5 |
| 豆类 | 豆腐 | 81 | 8.1 | 3.7 | 4.2 |
| 豆制品 | 豆浆 | 14 | 1.8 | 0.7 | 1.1 |

（续）

| 食物种类 | 食物名称 | 总能量（千卡） | 蛋白质（克） | 脂肪（克） | 碳水化合物（克） |
|---|---|---|---|---|---|
| 蔬菜类 | 黄瓜 | 15 | 0.8 | 0.2 | 2.9 |
| | 西红柿 | 19 | 0.9 | 0.2 | 4 |
| | 白菜 | 17 | 1.5 | 0.1 | 3.2 |
| | 生菜 | 15 | 1.4 | 0.4 | 2.1 |
| | 蘑菇 | 20 | 2.7 | 0.1 | 4.1 |
| | 胡萝卜 | 40 | 1.2 | 0.2 | 9.5 |
| | 土豆 | 76 | 2 | 0.2 | 17.2 |
| | 茄子 | 21 | 1.1 | 0.2 | 4.9 |
| 水果 | 苹果（苹果食品） | 52 | 0.2 | 0.2 | 13.5 |
| | 梨 | 44 | 0.4 | 0.2 | 13.3 |
| | 橘子 | 51 | 0.7 | 0.2 | 11.9 |
| | 西瓜 | 25 | 0.6 | 0.1 | 5.8 |
| | 香蕉 | 91 | 1.4 | 0.2 | 22 |
| | 桃 | 48 | 0.9 | 0.1 | 12.2 |
| | 葡萄（葡萄食品） | 43 | 0.5 | 0.2 | 10.3 |
| | 猕猴桃 | 56 | 0.8 | 0.6 | 14.5 |
| | 杏 | 36 | 0.9 | 0.1 | 9.1 |

**热能等值食物交换表**

| 食物种类 | 食物重量（克） | 能量（千卡） |
|---|---|---|
| 大豆类 | 25 | 90 |
| 奶类 | 160 | 90 |
| 肉蛋类 | 50 | 90 |
| 硬果类 | 15 | 90 |
| 油脂类 | 10 | 90 |

**等值谷薯交换表**

（每份谷薯类供蛋白质 2 克，碳水化合物 20 克，热能 90 千卡）

| 食品 | 重量（克） | 食品 | 重量（克） |
|---|---|---|---|
| 大米、小米、糯米 | 25 | 干粉条、干莲子 | 25 |

糖尿病

155

| 食　品 | 重量（克） | 食　品 | 重量（克） |
|---|---|---|---|
| 高粱米 | 25 | 油条、油饼、苏打饼干 | 25 |
| 面粉、米粉、玉米面 | 25 | 烧饼、烙饼、馒头 | 35 |
| 混合面 | 25 | 咸面包、窝窝头 | 35 |
| 燕麦片、莜麦面 | 25 | 生面条、魔芋生面条 | 35 |
| 荞麦面、莜麦面 | 25 | 马铃薯 | 100 |
| 各种挂面、龙须面 | 25 | 湿粉皮 | 150 |
| 通心粉 | 25 | 鲜玉米（1 中个带棒心） | 200 |
| 绿豆、红豆、芸豆、 | 25 | | |

## 等值肉蛋类食品交换表

（每份肉蛋类供蛋白质 9 克，脂肪 6 克，热能 90 千卡）

| 食　品 | 重量（克） | 食　品 | 重量（克） |
|---|---|---|---|
| 熟火腿、香肠 | 20 | 鸡蛋（1 大个带壳） | 60 |
| 半肥半瘦猪肉 | 25 | 鸭蛋、松花蛋（1 大个带壳） | 60 |
| 熟叉烧肉（无糖）午餐肉 | 35 | 鹌鹑蛋（6 个带壳） | 60 |
| 瘦猪、牛、羊肉 | 50 | 带鱼 | 80 |
| 带骨排骨 | 50 | 草鱼、鲤鱼、甲鱼、比目鱼 | 80 |
| 鸭肉 | 50 | 大黄鱼、鳝鱼、黑鲢、鲫鱼 | 100 |
| 鹅肉 | 50 | 虾、青虾、鲜贝 | 100 |
| 熟酱牛肉、熟酱鸭 | 35 | 蟹肉、水浸鱿鱼 | 100 |
| 鸡蛋粉 | 15 | 水浸海参 | 350 |

## 等值蔬菜类交换表

（每份蔬菜类供蛋白质 5 克，碳水化合物 17 克，热能 90 千卡）

| 食　品 | 重量（克） | 食　品 | 重量（克） |
|---|---|---|---|
| 大白菜、圆白菜、菠菜 | 500 | 白萝卜、青椒、茭白、冬笋 | 400 |
| 韭菜、茴香 | 500 | 倭瓜、南瓜、花菜 | 350 |
| 芹菜、苤蓝、莴笋、油菜苔 | 500 | 鲜豇豆、扁豆、洋葱、蒜苗 | 250 |

| 食　品 | 重量（克） | 食　品 | 重量（克） |
|---|---|---|---|
| 西葫芦、西红柿、冬瓜、苦瓜 | 500 | 胡萝卜 | 200 |
| 黄瓜、茄子、丝瓜 | 500 | 山药、荸荠、藕 | 150 |
| 芥蓝菜、蕹菜、苋菜 | 500 | 百合、芋头 | 100 |
| 绿豆芽、鲜蘑菇 | 500 | 毛豆、鲜豌豆 | 70 |

### 等值大豆类食品交换表

每份大豆供蛋白质 9 克，脂肪 4 克，碳水化合物 4 克，热能 90 千卡

| 食　品 | 重量（克） | 食　品 | 重量（克） |
|---|---|---|---|
| 腐竹 | 20 | 北豆腐 | 100 |
| 大豆、大豆粉 | 25 | 南豆腐（嫩豆腐） | 150 |
| 豆腐丝、豆腐干 | 50 | 豆浆（黄豆 1 份加水 8 份） | 400 |

### 等值水果类交换表

（每份水果供蛋 1 克，碳水化合物 21 克，热能 90 千卡食品）

| 食　品 | 重量（克） | 食　品 | 重量（克） |
|---|---|---|---|
| 柿子、香蕉、鲜荔枝 | 150 | 李子、杏 | 200 |
| 梨、桃、苹果 | 200 | 葡萄 | 200 |
| 桔子、橙子、柚子 | 200 | 草莓 | 300 |
| 猕猴桃 | 200 | 西瓜 | 500 |

### 等值油脂类食品交换表

（每份油脂类供脂肪 10 克，热能 90 千卡）

| 食　品 | 重量（克） | 食　品 | 重量（克） |
|---|---|---|---|
| 花生油、香油（1 汤匙） | 10 | 猪油 | 10 |
| 玉米油、菜籽油（1 汤匙） | 10 | 牛油 | 10 |
| 豆油（1 汤匙） | 10 | 羊油 | 10 |
| 红花油（1 汤匙） | 10 | 黄油 | 10 |
| 核桃、杏仁、花生米 | 15 | 葵花籽（带壳） | 25 |
| 西瓜子（带壳） | 40 | | |

糖尿病

**等值奶类食品交换表**

（每份奶类供蛋白质 5 克，脂肪 5 克，碳水化合物 6 克，热能 90 千卡）

| 食　品 | 重量（克） | 食　品 | 重量（克） |
|---|---|---|---|
| 奶粉 | 20 | 牛奶 | 160 |
| 脱脂奶粉 | 25 | 羊奶 | 160 |
| 乳酪 | 25 | 无糖酸奶 | 130 |